Je m'initie aux HUILES ESSENTIELLES

GUIDE VISUEL

Du même auteur, aux éditions Leduc.s

Ma bible des huiles essentielles, 2017.
Ma bible de la réflexologie et de l'acupression aux huiles essentielles, 2017.
Mes 1 000 ordonnances huiles essentielles, 2017.
Mes huiles essentielles anti-âge, 2016.
Mes huiles essentielles antistress, 2016.
Soignez vos troubles digestifs avec les huiles essentielles, 2016.
Se soigner avec les huiles essentielles pendant la grossesse, 2016.
Ma bible de l'automédication, 2015.
Mes petites recettes magiques aux huiles essentielles, 2015.
Mon abécédaire illustré des huiles essentielles, 2015.
Les huiles essentielles, ça marche, 2015.
Massages et automassages aux huiles essentielles, 2015.

Découvrez la bibliographie complète de l'auteur : **www.editionsleduc.com/daniele-festy**
Et retrouvez-la sur son blog : **www.danielefesty.com**

Réédition d'*Huiles essentielles : le guide visuel*, paru en mars 2014.

Deuxième impression (octobre 2017)
29 boulevard Raspail
75007 Paris – France
ISBN : 979-10-285-0413-7

DANIÈLE FESTY

Je m'initie aux
HUILES ESSENTIELLES
GUIDE VISUEL

Téléchargez des bonus gratuits ! Rendez-vous p. 203.

LEDUC.S
EDITIONS

SOMMAIRE

SOMMAIRE

TOUT
CE QU'IL FAUT SAVOIR SUR LES HUILES ESSENTIELLES ET L'AROMATHÉRAPIE

Présentation d'une huile essentielle

Une huile essentielle est un liquide aromatique issu de plantes. On l'extrait de certains organes – fleur, feuille, écorce, racine, graine... – de plantes riches en essences odorantes. Elle se présente le plus souvent en petit flacon de 5 ou 10 ml. Huiles essentielles de lavande, de citron, d'eucalyptus... une cinquantaine d'entre elles sont couramment disponibles. Se soigner avec les huiles essentielles s'appelle « l'aromathérapie ». C'est une forme de phytothérapie (= soins par les plantes – voir p. 12 et 13), mais qui n'a rien à voir avec les tisanes ou les gélules de plantes. L'aromathérapie est beaucoup plus puissante, car une huile essentielle est beaucoup, beaucoup plus concentrée en composés actifs qu'une tasse de tisane, et ce ne sont d'ailleurs pas les mêmes.

1

HUILE

=

caractère hydrophobe et liquide plus ou moins fluide

2

ESSENTIELLE

=

caractère unique et typique
(de l'odeur comme des propriétés thérapeutiques)

Une huile essentielle ne renferme pas du tout de gras, malgré ce que l'on pourrait croire. Elle ne contient pas non plus d'eau, ni d'alcool. En revanche, elle est constituée de centaines de molécules différentes.

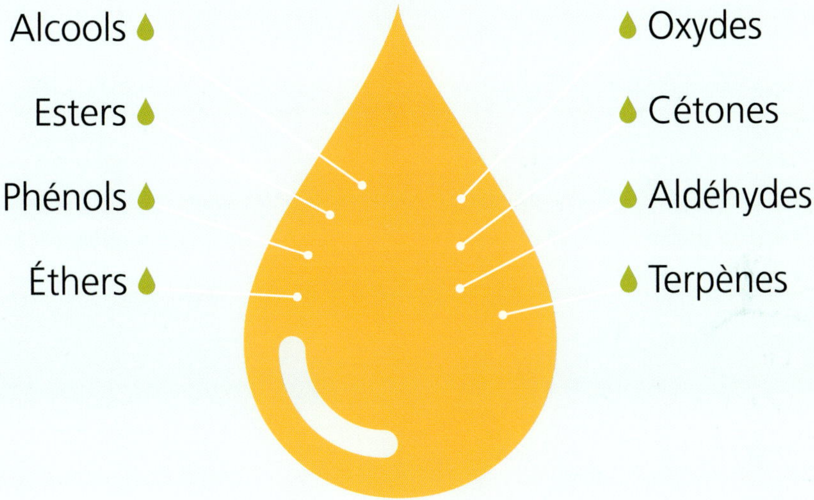

C'est ce qui rend chaque huile polyvalente, avec de nombreuses propriétés et indications, à l'inverse d'un médicament, qui ne renferme généralement qu'une seule molécule, pour un seul usage.

C'est aussi ce qui explique que les bactéries et les virus ne parviennent pas à développer de « résistance » aux huiles essentielles antiseptiques (contrairement aux médicaments antibiotiques et aux antiviraux) : elles sont trop complexes pour qu'un microbe s'y habitue, s'organise, mute en conséquence et en devienne « maître ».

Ces centaines de molécules sont classées par grandes familles : les aldéhydes, les cétones, les esters, les éthers, les oxydes, les phénols, les alcools, les terpènes… Certaines huiles essentielles sont particulièrement riches en alcools, d'autres en terpènes, etc. C'est ce qui les différencie les unes des autres et leur procure leurs propriétés santé et beauté… ainsi que leurs contre-indications éventuelles.

À QUOI ÇA SERT ?		OÙ LES TROUVER ?
Neuromodulateurs, antibactériens, antiviraux, antifongiques, tuent virus, moisissures, bactéries, champignons.	Alcools	Thym à linalol, à thujanol, bois de rose, bois de Hô, palmarosa, arbre à thé, ravintsara, lavandes.
Super-anti-infectieux, toniques, immunostimulants.	Aldéhydes aromatiques	Cannelles (écorces).
Anti-inflammatoires, insectifuges, anti-infectieux, sédatifs nerveux, digestifs.	Aldéhydes terpéniques	Verveine citronnée, mélisse officinale, eucalyptus citronné, citronnelles.
Mucolytiques gynécologiques et respiratoires, brûle-graisses, désclérosantes, antivirales.	Cétones	Menthe poivrée, romarin à verbénone, thuya, sauge officinale, eucalyptus à cryptone.
Super-antistress, favorisent le sommeil. Antispasmodiques nerveux, anti-inflammatoires, antidouleur, hypotenseurs.	Esters	Lavande officinale, ylang-ylang, camomille romaine, gaulthérie couchée.

À QUOI ÇA SERT ?		OÙ LES TROUVER ?
Super-antispasmodiques nerveux et musculaires, antidouleur, antiallergiques, œstrogène-like.	Phénol méthyl-éthers (éthers)	Estragon, basilic exotique, anis vert, fenouil doux.
Antibactériens, antiviraux. Assainissent l'air ambiant et soignent les voies respiratoires (maladies de l'hiver), expectorants, immunomodulants.	Oxydes terpéniques	Eucalyptus radié, eucalyptus globuleux, laurier noble, niaouli, romarin à cinéole, ravintsara.
Les plus puissants antibactériens, antiviraux, antifongiques, antiparasitaires, immunostimulants. Tuent les virus, les moisissures et les germes. Toniques, stimulants.	Phénols	Giroflier, thym à thymol, sarriette des montagnes, origan compact, cannelles (feuilles).
Super-tonifiants, expectorants, balsamiques (aident à respirer), assainissants de l'air ambiant, toniques circulatoires.	Terpènes	Pins, sapins, genévrier, cyprès de Provence, tous agrumes (citron, orange, mandarine, pamplemousse…).

L'aromathérapie

C'est la façon la plus puissante et la plus subtile de se soigner avec les plantes.

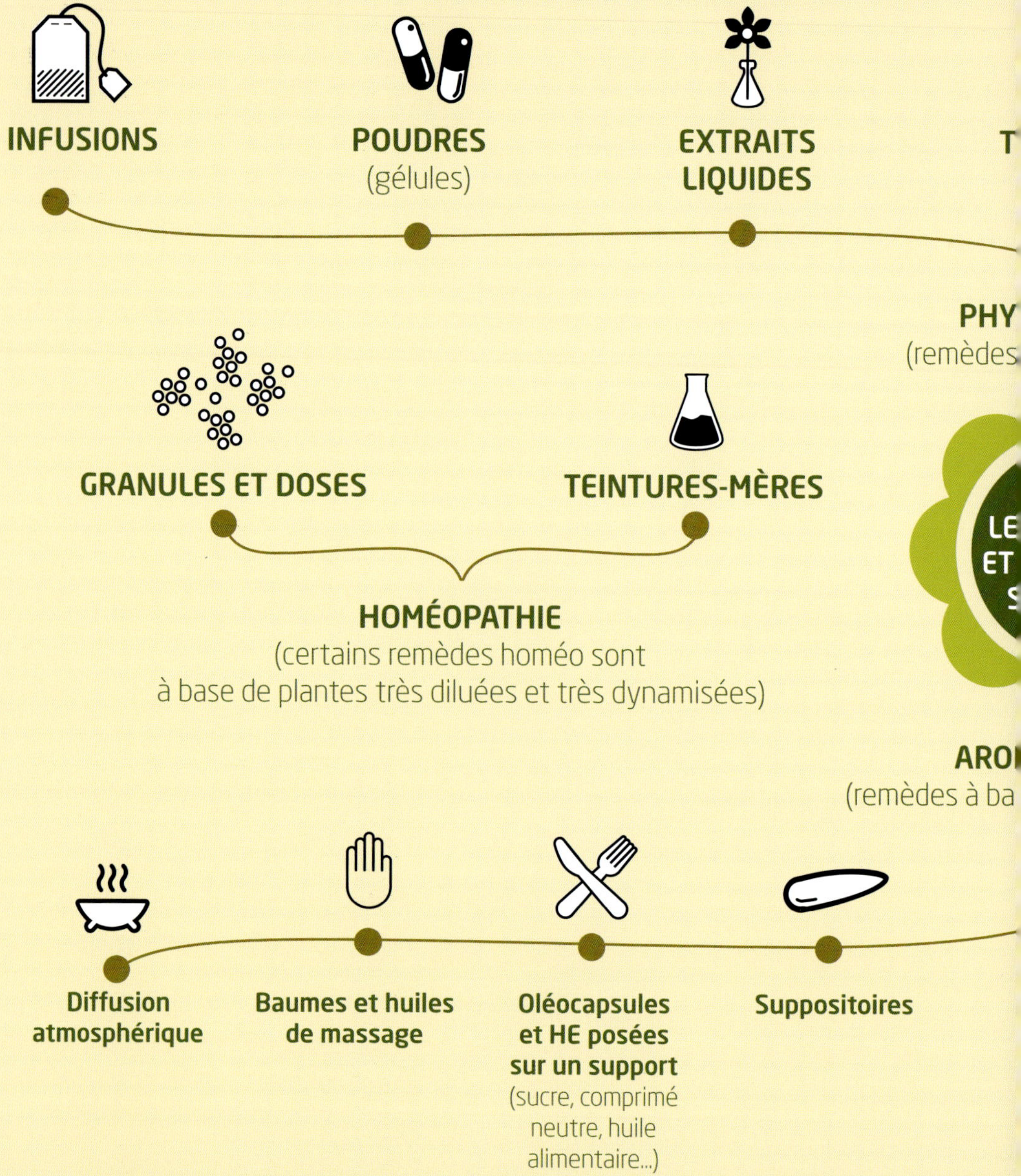

et les autres présentations végétales

S

ALCOOLATURES

SIROPS

ONGUENTS

APIE
e plantes)

ES
QUI
T

GEMMOTHÉRAPIE
(remèdes liquides à base de bourgeons)

APIE
s essentielles)

Ovules

Gouttes nasales et auriculaires

Gargarismes

Bains de bouche

Sur la route des huiles essentielles

Les huiles essentielles sont extraites de plantes dites aromatiques. Très répandues dans la nature, ces plantes sont classées en grandes familles comme les Myrtacées ou les Pinacées. Elles poussent dans le monde entier, chacune ayant sa zone géographique et son climat de prédilection. À chaque pays, à chaque zone géographique et à chaque terroir même, correspond une huile essentielle unique. Car, selon la terre, le climat, l'environnement où elle pousse, une même plante fabriquera des essences différentes (parfois TRÈS différentes !). Exactement comme le vin : transposez un cépage à mille kilomètres, ou même à quelques encablures de son habitat originel, et vous n'obtiendrez pas du tout le même breuvage.

Voici la carte de notre route des huiles essentielles. Les marques ne se fournissent pas toutes aux mêmes endroits, c'est pourquoi si vous avez un flacon d'huile essentielle sous les yeux et que sa provenance géographique est différente de la nôtre, cela n'a rien d'étonnant. En ce qui nous concerne, nous considérons que les meilleures huiles essentielles du monde viennent d'ici :

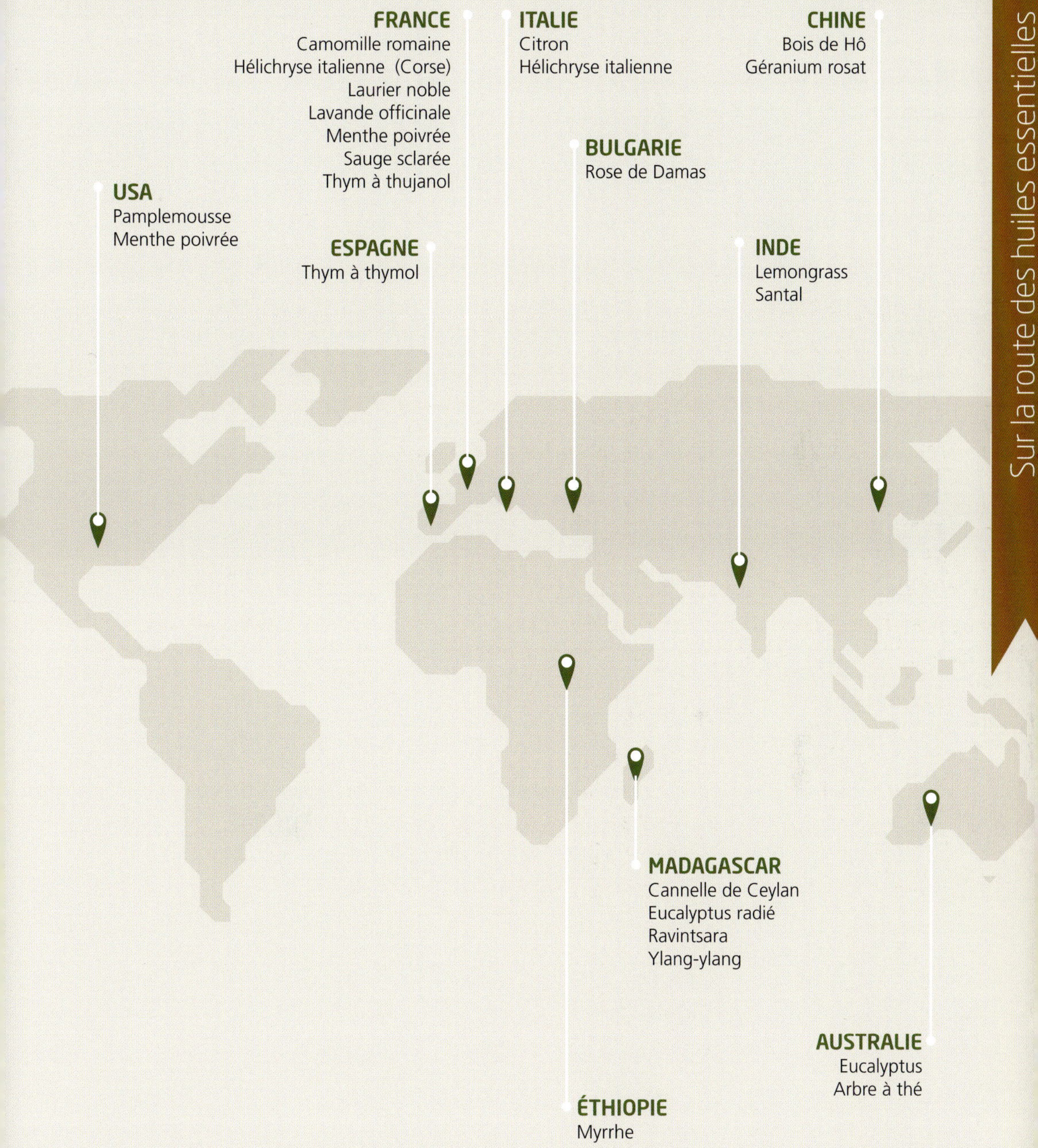
FRANCE
Camomille romaine
Hélichryse italienne (Corse)
Laurier noble
Lavande officinale
Menthe poivrée
Sauge sclarée
Thym à thujanol
ITALIE
Citron
Hélichryse italienne
CHINE
Bois de Hô
Géranium rosat
BULGARIE
Rose de Damas
USA
Pamplemousse
Menthe poivrée
ESPAGNE
Thym à thymol
INDE
Lemongrass
Santal
MADAGASCAR
Cannelle de Ceylan
Eucalyptus radié
Ravintsara
Ylang-ylang
AUSTRALIE
Eucalyptus
Arbre à thé
ÉTHIOPIE
Myrrhe

Attention au soleil !

Certaines huiles essentielles renferment des composants qui tachent la peau au soleil.

Même si c'est particulièrement flagrant au printemps et en été, méfiez-vous toute l'année de ce mécanisme : ce n'est pas parce qu'il fait gris qu'aucun UV ne passe à travers les nuages. Et dans le sud, le soleil ne se cache jamais bien longtemps !

D'autre part, certains d'entre vous voyagent, partent au soleil, ne serait-ce qu'un week-end. Prudence !

Pas d'exposition 6 à 10 heures après une telle application.

Diluez-les suffisamment dans une huile végétale et appliquez-les le soir au coucher.

ANGÉLIQUE (GRAINES)

BERGAMOTE (ZESTE)

CITRONS (ZESTE)

KHELLA

LITSÉE CITRONNÉE

LAVANDES

LIVÈCHE

MANDARINE (ZESTE)

ORANGE DOUCE ET ORANGE AMÈRE (ZESTE)

PAMPLEMOUSSE (ZESTE)

VERVEINE CITRONNÉE

D'où sont tirées les huiles essentielles ?

Une huile essentielle est rarement extraite de la plante entière. Seul un organe (ou deux) fournit l'essence recherchée. Par exemple, l'huile essentielle de cannelle peut provenir de l'écorce ou de la feuille, chacune ayant alors ses propriétés.

En fonction de l'organe producteur, le nom de l'huile essentielle diffère. Exemple : l'oranger amer (*Citrus aurantium var. amara*). Sa feuille donne de l'huile essentielle de petit grain bigaradier (ou bigarade), sa fleur de l'huile essentielle de néroli, son zeste de l'essence d'orange amère. Lorsque dans certains livres vous lisez « prendre de l'huile essentielle d'orange », vous ne pouvez vraiment pas exploiter le conseil !

L'oranger amer

L'HE de la feuille : le petit grain bigaradier

- Extraite par distillation
- Calmante, tranquillisante, légèrement hypnotique, nettement hypnogène

L'HE de la fleur : le néroli

- Extraite par distillation
- Rééquilibrante nerveuse, antidéprime, nettement hypnogène (action plus profonde que le petit grain bigaradier)

L'essence du fruit (zeste) : orange amère

- Extraite par expression à froid
- Antiseptique aérienne

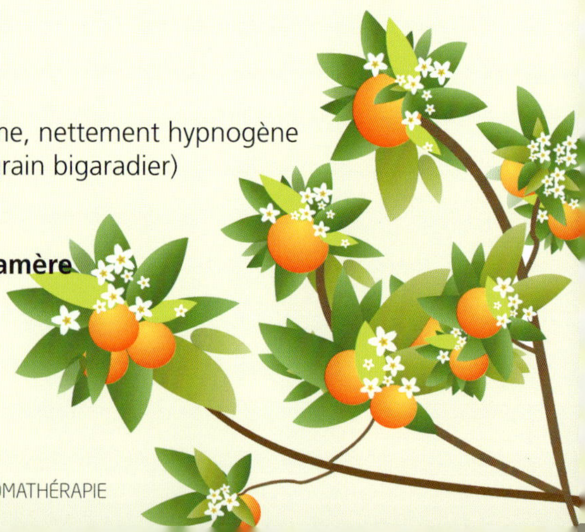

HUILE ESSENTIELLE DE...	EXTRAITE DE...
Ail	Gousse broyée
Oignon	Bulbe
Clou de girofle	Bouton séché
Pin, sapin, épinette noire	Aiguille
Cannelle, bouleau	Écorce, feuille
Bois de Hô, cade, cèdre, genévrier, santal	Bois
Angélique, livèche, vétiver	Racine
Myrrhe, encens, térébenthine	Gomme = oléorésine
Vanille	Gousse
Gingembre, nard	Rhizome
Bergamote, bigarade, citron, mandarine, orange, pamplemousse	Feuille et zeste
Aneth, cardamome, carotte, carvi, anis, coriandre, cumin	Graine
Genièvre	Baie, rameau
Muscade, poivre, cubèbe	Fruit (épice)
Cajeput, petit grain, romarin, fenouil	Tige et feuille
Cyprès	Branche et feuille
Eucalyptus, laurier noble, lemongrass, mélisse, niaouli, gaulthérie, géranium, verveine	Feuille
Citronnelle, céleri, palmarosa	Plante entière non fleurie
Armoise, estragon, hysope, menthe, origan, sarriette, thym, marjolaine, sauge, achillée millefeuille, basilic, hélichryse italienne, lavandes, patchouli	Plante fleurie
Rose de Damas, camomille	Fleur

Comment obtient-on une huile essentielle ?

Les huiles essentielles se trouvent au cœur des plantes aromatiques, sous forme d'essence. Elles sont fabriquées par les poils sécréteurs de la plante, les poches ou autres cellules sécrétrices. L'homme doit donc aller les chercher ici, sans les dénaturer (donc pas de chaleur trop forte ni de « traitement » agressif), et sans en perdre (il y en a déjà peu dans la plante).

Pour cela, il a recours à :

1. **L'expression** pour les agrumes.
   Il suffit de presser la peau de citron, d'orange, de pamplemousse… pour récupérer l'essence. C'est elle qui pique les yeux et « poisse » les doigts lorsqu'on épluche ces fruits.
2. **La distillation** pour les autres organes de la plante, c'est-à-dire entraînement à la vapeur d'eau.

La distillation en 5 étapes

Étape 1 :

On met de l'eau de source à chauffer, jusqu'à frémissement (vapeur).

Étape 2 :

La vapeur d'eau traverse les plantes installées au-dessus dans le gros récipient…

Étape 3 :

… passe dans ce tuyau…

Étape 4 :

… puis traverse un récipient rafraîchissant. Avec le choc de température, la vapeur désormais chargée d'essence de plante redevient liquide.

Étape 5 :

L'extrait de plante obtenu est recueilli dans l'essencier en deux phases (= deux « couches »). En haut, l'huile essentielle, plus légère que l'eau. En bas, l'hydrolat, « l'eau distillée de plante ». *L'huile essentielle*, fortement chargée en molécules actives, est principalement utilisée pour se soigner. *L'hydrolat*, bien moins riche en molécules aromatiques, beaucoup plus doux, l'est davantage pour la beauté (nettoyage de peau…) ou pour traiter les zones très sensibles (eau de bleuet pour les yeux). Il peut aussi être avalé, par exemple l'hydrolat d'oranger chez les enfants.

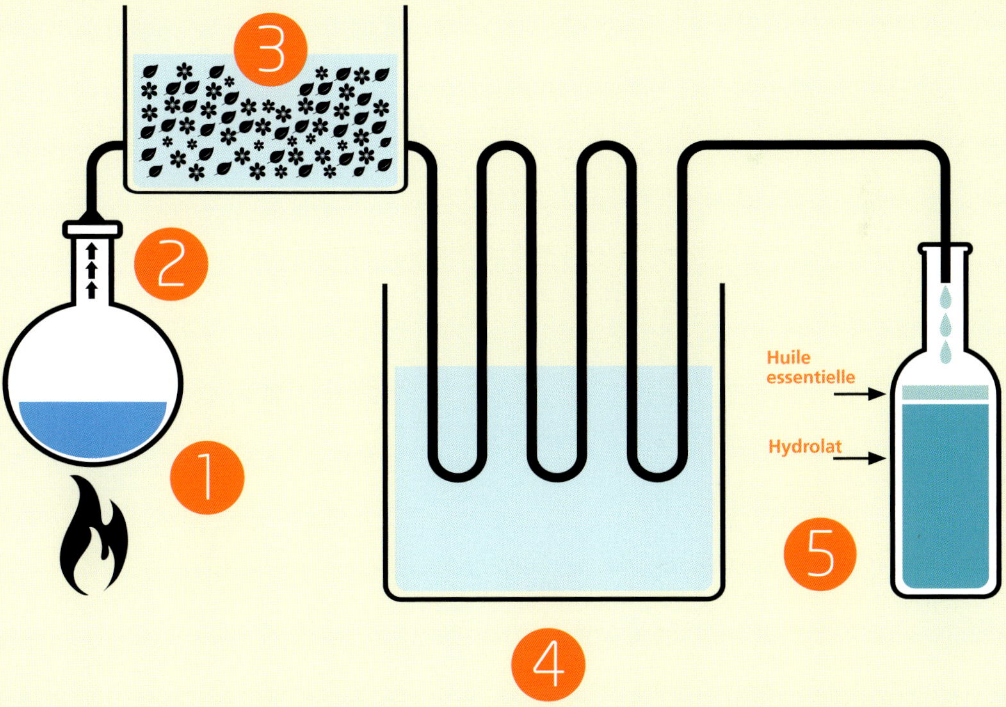

Combien coûte un soin
aux huiles essentielles ?

Parmi les nombreuses idées fausses qui circulent au sujet des huiles essentielles, celle du coût m'a toujours étonnée tant elle est évidente à « démonter ». J'ai calculé pour vous, à partir d'un catalogue très récent d'une marque de haute qualité, destiné aux professionnels (pharmaciens), le prix de la goutte. Ce n'est quand même pas la ruine, si ? Étonnamment, la même HE bio coûte parfois moins cher que la non-bio, encore une claque aux préjugés !

Il ne s'agit que d'une petite sélection d'huiles essentielles, mais elles y sont très variées – la plus chère y figure, c'est la rose de Damas. Ainsi, faisons le calcul ensemble, étant entendu qu'il s'agit de situations théoriques puisque dans la plupart des cas, vous allez faire des mélanges d'HE, et non les utiliser isolées.

Soigner un rhume

Votre HE : l'eucalyptus radié

Durée : 5 jours (max !)

Utilisation : 32 gouttes/jour – diffusion + application + voie orale (dont + de la moitié en diffusion)

Total = 0,64 € le traitement par jour, soit sur 5 jours : 3,20 €

Comparez avec le coût d'une consultation + les médicaments, sans compter la transmission aux proches (évitée grâce à l'aroma en diffusion à la maison).

Soin antirides express

Votre HE : la rose de Damas

Durée : 30 jours

Utilisation : 1 goutte par jour (soir) dans votre crème hydratante habituelle

Total = 30 gouttes soit 21 à 24 €/mois

Comparez avec le coût d'une crème antirides parfois au prix du caviar, à l'efficacité discutable.

Soirée Kamasutra

Votre HE : l'ylang-ylang

Durée : 1 soir

Utilisation : 5 gouttes bain, 5 gouttes diffuseur, 3 gouttes massage

Total = 1,04 € la soirée

Comparez avec le coût d'un dîner restaurant aux chandelles avec champagne + des dessous affriolants ou tout autre « accessoire érotique ». Avec les huiles essentielles, venez comme vous êtes !

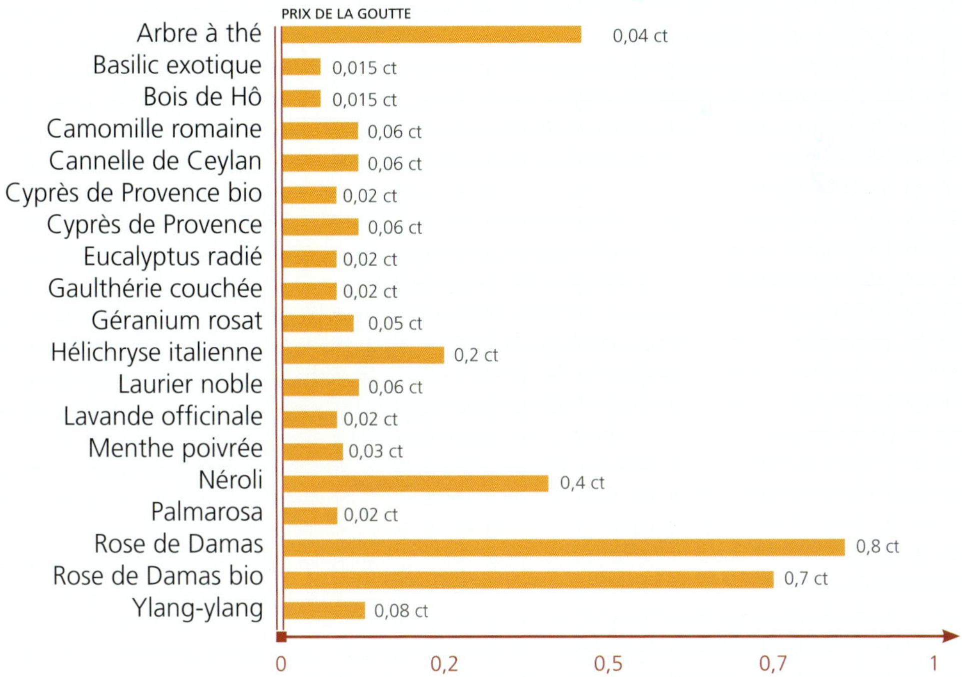

Combien de gouttes pour se soigner ?

Un conseil : photocopiez ce tableau pour le conserver avec vos flacons, dans la pharmacie familiale et en déplacement.

PRINCIPALES POSOLOGIES (MAXIMALES) AROMA EN FONCTION DE LA VOIE D'ADMINISTRATION

À AVALER	1 goutte pour les enfants de + de 7 ans 2 gouttes* pour les adultes, sur 1 cuillère à café de miel, d'huile d'olive, 1/2 sucre ou 1 comprimé neutre 3 fois par jour. *N'avalez pas d'huiles essentielles pures (sauf quelques cas particuliers : menthe poivrée, lavande officinale, ravintsara, estragon) ni mélangées à de l'eau !*
BAIN	5 gouttes pour les bébés 10 pour les enfants 15 pour les adultes mélangées à 1 cuillère à soupe de base pour bain, 1 verre de lait ou de sels de bain.
BAIN DE PIEDS	4 gouttes pour les enfants 6 pour les adultes mélangées à 1 cuillère à café de base pour bain ou de lait.

*ou 1 goutte 6 fois par jour pour les HE à phénols.

DIFFUSEUR	Selon recommandations du fabricant : 6 à 15 gouttes. En l'absence de diffuseur, 4 à 5 gouttes sur une soucoupe près d'une source de chaleur.
INHALATIONS	**Sèches** 2 à 5 gouttes pures sur le mouchoir ou l'oreiller. **Humides** 6 gouttes dans un bol d'eau frémissante.
APPLICATIONS, MASSAGES	4 gouttes pour les enfants 6 pour les adultes mélangées à 1 cuillère à café d'huile végétale, soit 5 ml.

Les bébés peuvent très bien profiter de certaines huiles essentielles, triées sur le volet et uniquement diffusées ou appliquées sur la peau. Elles n'ont pas d'égal pour soulager une colique, une douleur dentaire, un gros chagrin. En automédication, ne sortez pas des suggestions aroma de ce guide.

Les enfants : il est indispensable de « piocher » exclusivement parmi les huiles essentielles conseillées dans ce guide. En effet, certaines huiles essentielles sont réservées aux adultes, et donc interdites aux enfants. Rappel : l'enfant n'est pas un adulte en miniature, n'appliquez pas les mêmes conseils aroma que ceux donnés aux adultes, « en divisant la dose par deux », ça ne fonctionne pas du tout comme cela.

Les femmes enceintes : bien choisies et bien utilisées grâce aux conseils de ce guide, les huiles essentielles soignent et apaisent sans risque pour la maman ni son bébé (contrairement aux idées reçues). À condition de les trier sur le volet et de les utiliser par les voies d'administration autorisées.

L'étiquette aroma parfaite

Les huiles essentielles rencontrent un tel succès depuis quelques années que l'on trouve à peu près tout et n'importe quoi sur le marché.

D'une manière générale, vous achèterez les meilleures huiles essentielles en pharmacie ou en boutique diététique ; hélas vous n'obtiendrez pas forcément le conseil attendu car tous ces points de vente ne sont pas forcément « experts aroma ». Par ailleurs, des petits producteurs d'excellente qualité en proposent aussi directement chez eux, sur leur site Internet, sur les salons de bien-être ou en boutiques spécialisées. Ou encore certaines chaînes de magasins « loisirs/nature » ont développé une gamme à leur marque, d'une qualité parfaitement honorable. Il est donc difficile de généraliser. À l'opposé, sur les marchés, dans de nombreuses boutiques et dans les magasins de souvenirs, il n'est pas rare de croiser des huiles essentielles qui n'en sont pas.

Alors, avez-vous affaire à un bon ou à un mauvais flacon d'huile essentielle ? En fait, il est assez simple de s'y retrouver, car il faut que la boîte renfermant le flacon comporte les mentions ci-contre.

Soyez attentif, il y en a beaucoup : elles sont garantes de la qualité du produit, et donc 1) de son efficacité, 2) de son innocuité (dans la mesure où vous respectez les règles d'utilisation).

Mini-lexique aroma
HE = huile essentielle
Ess = essence (= huile essentielle)
HA = hydrolat
HV = huile végétale

En plus du nom et des coordonnées du labo fournisseur, ainsi que du numéro de lot...

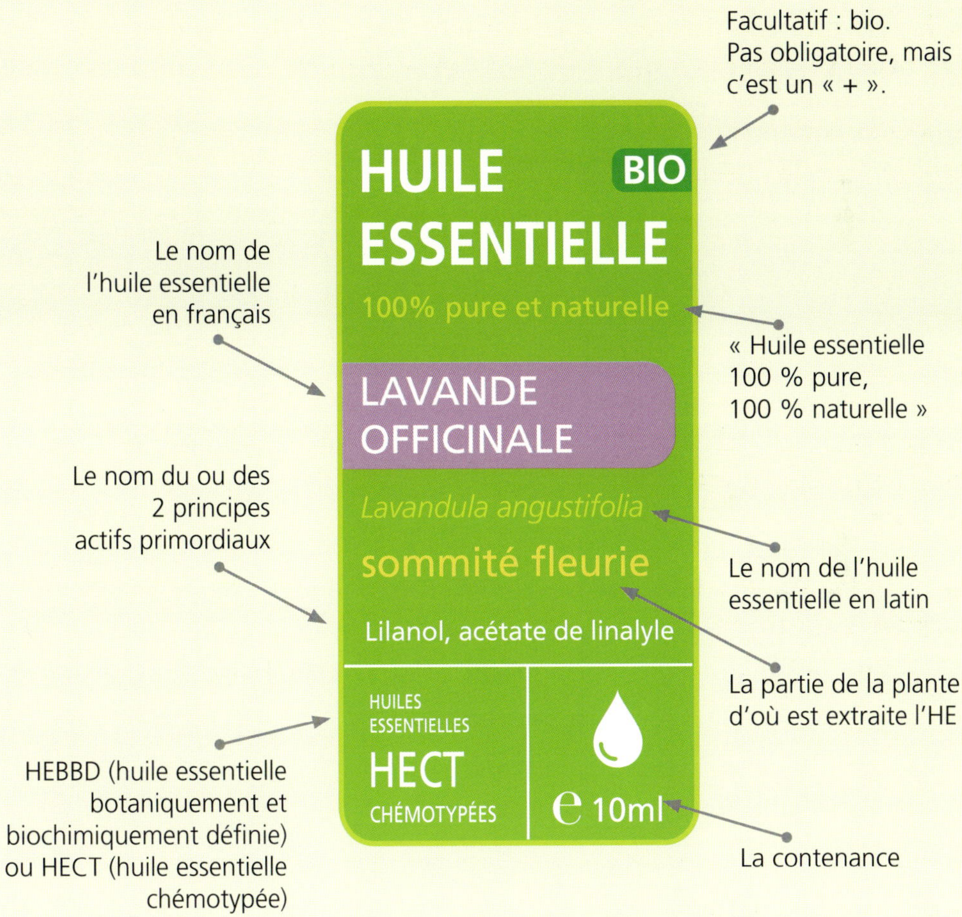
Facultatif : bio.
Pas obligatoire, mais
c'est un « + ».
HUILE
ESSENTIELLE
BIO
100% pure et naturelle
LAVANDE
OFFICINALE
Lavandula angustifolia
sommité fleurie
Lilanol, acétate de linalyle
HUILES
ESSENTIELLES
HECT
CHÉMOTYPÉES
e 10ml
Le nom de
l'huile essentielle
en français
« Huile essentielle
100 % pure,
100 % naturelle »
Le nom du ou des
2 principes
actifs primordiaux
Le nom de l'huile
essentielle en latin
La partie de la plante
d'où est extraite l'HE
HEBBD (huile essentielle
botaniquement et
biochimiquement définie)
ou HECT (huile essentielle
chémotypée)
La contenance

La cuisine aroma

Pour se lancer en cuisine aromatique (cuisine aux huiles essentielles), rien de plus simple. Le plus sage est de commencer par des arômes « faciles », c'est-à-dire plutôt « légers » et simples à manier, que vous avez déjà l'habitude d'accommoder en cuisine — essences d'agrumes, citron et mandarine ou basilic, thym… Une fois en confiance, vous passerez aux saveurs plus osées, comme la lavande ou le géranium. Alliez ainsi l'utile (vous vous soignez) à l'agréable. Pour une fois que des additifs sont certifiés « bons pour la santé »… on ne va pas s'en priver !

La juste dose

PLAT	L'HUILE ESSENTIELLE	QUANTITÉ PAR PERSONNE
Compote (100 g)	Rose, cannelle	½ goutte
Flan, entremets, mousse (100 g)	Cannelle, citron	½ goutte
Fromage blanc (1 pot individuel)	Orange, verveine, ylang-ylang	1 goutte
Fromage de chèvre (1)	Thym, romarin	¼ de goutte
Fruits poêlés ou pochés ou en gelée (100 g)	Cannelle, basilic, verveine, ylang-ylang	½ à 1 goutte
Huile de table (olive, colza…) (1 cuillère à soupe)	Basilic, romarin, estragon	1 goutte
Gâteau (1 part)	Cannelle, orange	½ à 1 goutte

Miel (1 cuillère à café)	Lavande, orange, thym	1 goutte
Milk-shake, lassi, smoothie (1 grand verre)	Romarin, orange, sauge, verveine, ylang-ylang…	1 à 2 gouttes (selon la puissance de l'huile essentielle)
Pâtes (100 g)	Citron, basilic, sauge	1 goutte
Poisson (100 g)	Citron, citronnelle, thym, sauge	½ (thym) à 2 (citron) gouttes (selon la puissance de l'huile essentielle)
Purée (200 g)	Muscade	½ goutte
Riz/risotto (100 g)	Menthe, romarin, thym, mandarine, citronnelle	¼ de goutte (citronnelle, thym) à 2 gouttes (mandarine)
Riz au lait (100 g)	Cannelle, bergamote, orange, citron	½ (cannelle) à 1 goutte
Soupe, bouillon (1 assiette/1 bol)	Thym, romarin, menthe, orange, sauge, citronnelle	½ à 1 goutte
Thé, tisane, infusion (1 grande tasse)	Gingembre, menthe, romarin, thym, basilic, verveine, lavande, citron…	1 goutte
Viande (150 g)	Laurier, romarin, sauge	1 goutte
Volaille (150 g)	Thym, sauge	1 goutte
Yaourt (1 pot individuel)	Citron, orange, géranium	1 goutte

Flashez ce code et initiez-vous à la cuisine aroma avec nos recettes aux huiles essentielles.

http://blog.editionsleduc.com/initiation-he.html

LES MEILLEURES FORMULES AROMA POUR UNE SANTÉ AU TOP

LE TOP 7
aroma silhouette

Objectif « Trop belle » avec nos 7 exercices et nos 10 huiles essentielles Aroma esthétique.

Affiner ses jambes, ses cuisses, raffermir ses seins, avoir de plus jolies fesses… non seulement c'est possible, mais c'est en réalité plus facile que vous l'imaginez. À condition d'agir, et chaque jour ! Nos duos « exercices huiles essentielles » vous le prouveront dès la première quinzaine. Selon votre assiduité, vous obtiendrez des résultats positifs ou carrément époustouflants.

VOTRE PROTOCOLE AROMA ESTHÉTIQUE

Vos huiles essentielles

- **Pour toutes :** diluez 10 gouttes d'HE dans 5 ml d'HV de jojoba[1].
- **Protocole :** appliquez localement la mini-formule, faites vos exercices fractionnés, puis filez sous la douche ! La chaleur musculaire dégagée par l'exercice stimulera la pénétration des molécules actives des huiles essentielles, pour un résultat optimal.

Vos exercices physiques

- Au moins 1 fois par jour (2 c'est mieux), à raison de 3 à 5 minutes par zone, en exercices fractionnés.
- Pourquoi du fractionné ? Mixer exercices rapides et repos est beaucoup plus efficace et donne des résultats beaucoup plus rapides.
- À faire CHAQUE jour, sinon n'espérez aucun résultat. En revanche, si vous ciblez plusieurs zones du corps, alternez. Les fesses le lundi, les cuisses le mardi, etc.

- Modifiez les temps de pause selon votre niveau : nos petits tableaux sont conçus pour les niveaux « moyens ».
- Débutantes : si besoin, vous pouvez doubler le temps de pause (s'il est de 1 minute, prolongez de 1 minute).
- Expertes et sportives : divisez ce temps de pause par 2 (mais ne le « sautez » pas !). Si cela vous semble encore trop facile, doublez le nombre de séries entre chaque temps de pause.
- Matériel nécessaire : aucun pour démarrer, sinon un haltère de 1 kg pour l'exercice « poitrine ». Si vous progressez et souhaitez aller « plus vite » et travailler « plus fort », investissez dans des poids à enfiler aux poignets et aux chevilles. C'est très efficace et bon marché. Un petit tapis de gym peut être nécessaire si le sol chez vous est dur et froid.

1. LA POITRINE – REMONTER LES SEINS

Votre huile essentielle : la ciste ladanifère.

- **Matériel :** 1 haltère de 1 kg (ou une bouteille d'eau de 1 litre, pleine).
- **Votre exercice :** Allongée sur le dos, jambes pliées sur le ventre, tenez votre haltère à deux mains, au-dessus de la tête (vers le ciel). Ramenez-le doucement au-dessus de votre tête, vers le sol (donc à l'horizontale), mais sans toucher terre.
- **Votre carnet de route** (ou vos exercices fractionnés)

Mouvements	Pause	Mouvements	Pause	Mouvements	Pause	Mouvements
1 série de 8	1 minute	1 série de 10	1 minute	1 série de 15	1 minute	1 série de 15

(1) Vous pouvez aussi préparer votre mélange tous usages en additionnant les 10 HE proposées à raison de 1 goutte de chaque (ciste, géranium rosat, bois de Hô, estragon, lavandin super, cèdre de l'Atlas, pamplemousse, sauge sclarée, myrte rouge, patchouli), ce qui fera également 10 gouttes au total, dans les 5 ml d'HV de jojoba. Recommandé si vous pensez faire travailler toutes les zones du corps.

2. LES BRAS – RAFFERMIR LES BRAS EN DRAPEAUX

- **Votre huile essentielle :** le géranium rosat.

- **Votre exercice :** Debout, face à un mur, faites des « pompes » à 50 centimètres du mur, coudes pliés vers l'extérieur. Inspirez en vous écartant du mur, expirez en vous en rapprochant.

- **Votre carnet de route** (ou vos exercices fractionnés)

Mouvements	Pause	Mouvements	Pause	Mouvements	Pause	Mouvements
1 série de 10	1 minute	1 série de 12	1 minute	1 série de 15	1 minute	1 série de 10

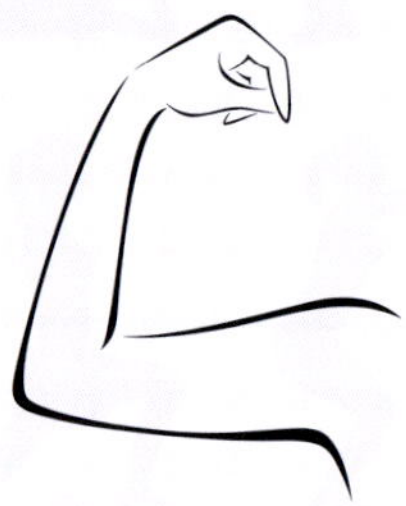

3. LE VENTRE – PLUS PLAT, PLUS MUSCLÉ

- **Votre huile essentielle pour muscler le ventre mou :** le bois de Hô.

- **Votre huile essentielle pour déballonner :** l'estragon.

- **Votre exercice :** Assise sur une chaise, bien au fond, dos droit contre le dossier, pliez le genou gauche en montant la jambe. Plus haut, plus haut ! Reposez, changez de jambe. Ainsi de suite, 2 séries de 10 fois. Puis faites une série avec le même mouvement mais cette fois-ci, les deux jambes levées en même temps.

- **Votre carnet de route**

Mouvements	Pause	Mouvements	Pause	Mouvements	Pause	Mouvements
1 série de 10	1 minute	1 série de 10	1 minute	1 série de 5 (les deux jambes)	1 minute	1 série de 10 (les deux jambes)

4. LES CUISSES – RAFFERMIR L'INTÉRIEUR ET MUSCLER

- **Votre huile essentielle :** le lavandin super.

- **Votre exercice :** Debout, dos bien droit, écartez les pieds de la largeur de vos hanches. Et « asseyez-vous » mais… sans chaise. Vous ne devez pas vous appuyer contre un quelconque support, évidemment, sinon c'est trop facile ! Restez quelques secondes ainsi à angle droit, puis relevez-vous. Et recommencez. Les mouvements sont lents, l'important n'est pas de s'asseoir ni de se relever vite, mais de « tenir » et d'avoir un corps impeccablement gainé, « droit ».

- **Votre carnet de route**

Mouvements	Pause	Mouvements	Pause	Mouvements	Pause	Mouvements
3 chaises	30 secondes	5 chaises	1 minute	10 chaises	30 secondes	10 chaises

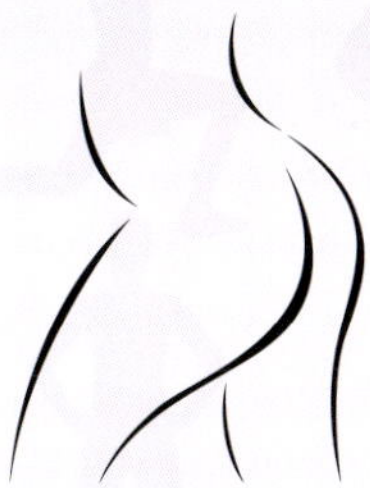

5. LES FESSES « EN POMMES » ET SANS CELLULITE

- **Votre mélange d'huiles essentielles anticellulite :** 5 gouttes de cèdre de l'Atlas et 5 gouttes de pamplemousse.

- **Remarques :** Débordez sur toutes les zones à cellulite avec le mélange cèdre de l'Atlas et pamplemousse, il convient aussi parfaitement à la culotte de cheval en général, aux bras et à toutes zones infiltrées de cellulite.

- **Votre exercice :** Couchée sur le sol, sur le côté droit, tête posée sur votre bras droit dans le prolongement du corps, tendez les jambes « au carré » (90°) devant vous. Levez la jambe gauche et tendez-la bien droit vers le ciel. Restez ainsi quelques secondes en expirant bien. Redescendez la jambe presque jusqu'au sol mais sans toucher l'autre jambe et remontez. Inspirez en montant puis expirez en redescendant la jambe. Changez de jambe.

- **Votre carnet de route**

Gauche

Mouvements	Pause	Mouvements	Pause	Mouvements	Pause	Mouvements
1 série de 20	1 minute	1 série de 25	1 minute	1 série de 25	1 minute	1 série de 30

Droite

Mouvements	Pause	Mouvements	Pause	Mouvements	Pause	Mouvements
1 série de 20	1 minute	1 série de 25	1 minute	1 série de 25	1 minute	1 série de 30

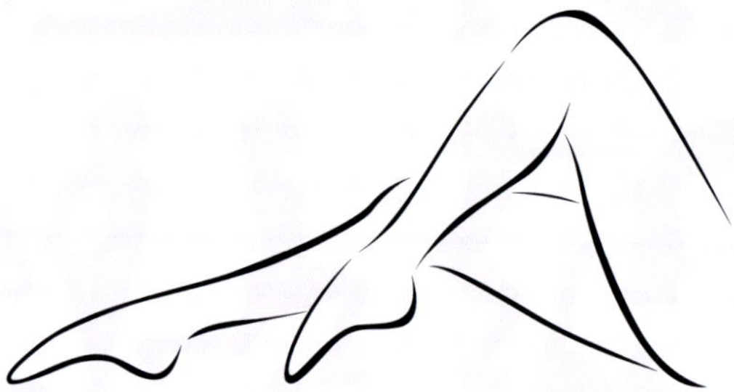

6. LES JAMBES – FINES, LÉGÈRES ET MUSCLÉES

- **Vos huiles essentielles pour décongestionner, affiner :** le myrte rouge, le géranium rosat.

- **Votre huile essentielle pour renforcer les parois veineuses (jambes en poteaux) :** le patchouli.

- **Votre huile essentielle pour éliminer les dépôts graisseux incrustés :** la sauge sclarée.

- **Votre exercice :** Allongée sur le côté droit, appuyée sur votre coude droit, la jambe droite sur le sol est tendue. Pliez la gauche et soulevez-la pour faire des petits battements sans retoucher la jambe droite en redescendant.

- **Votre carnet de route**

Gauche

Mouvements	Pause	Mouvements	Pause	Mouvements	Pause	Mouvements
1 série de 30	1 minute	1 série de 30	1 minute	1 série de 30	1 minute	1 série de 30

Droite

Mouvements	Pause	Mouvements	Pause	Mouvements	Pause	Mouvements
1 série de 30	1 minute	1 série de 30	1 minute	1 série de 30	1 minute	1 série de 30

7. LES MOLLETS – MUSCLER

Votre huile essentielle : le lavandin super.

- **Votre exercice :** Debout, installez-vous « en équilibre » sur une marche, talons dans le vide. Descendez doucement les talons au maximum jusqu'à presque perdre l'équilibre (attention quand même) et remontez à la force des mollets et des orteils. Cet exercice possède une triple vertu : il muscle et étire les mollets, tout en assouplissant les pieds. Un trois en un !

- **Votre carnet de route**

Mouvements	Pause	Mouvements	Pause	Mouvements	Pause	Mouvements
1 série de 10	1 minute	1 série de 20	1 minute	1 série de 20	1 minute	1 série de 30

LE TOP 10
massages aroma

L'huile essentielle et le massage, c'est une évidence. Chacun, séparément, fonctionne déjà très bien, mais alors réunis, quel mariage ! Il n'y a pas plus agréable et simple comme geste thérapeutique, d'ailleurs nous nous massons tous instinctivement une zone douloureuse (ventre, tempes, pied cogné…). En associant le bon geste, la bonne huile essentielle et la bonne huile végétale, résultat magique garanti !

Massages à visée locale

1. SOS CIRCULATION, DRAINAGE LYMPHATIQUE

- HE hélichryse italienne 3 gouttes
- HE lentisque pistachier 3 gouttes
- HV calophylle 1 cuillère à café

2. SOS DOULEURS DE L'APPAREIL LOCOMOTEUR (ENTORSE, SCIATIQUE, LUMBAGO, RHUMATISME, TORTICOLIS…)

- HE gaulthérie couchée 3 gouttes
- HE romarin à camphre 1 goutte
- HE laurier noble 2 gouttes
- HV arnica 1 cuillère à café

3. SOS DÉMANGEAISONS (AVEC OU SANS CAUSE IDENTIFIÉE) (VARICELLE, DÉMANGEAISONS SÉNILES, URTICAIRE, ALLERGIE SOLAIRE)

- HE lavande officinale 3 gouttes
- HE camomille romaine 1 goutte
- HE eucalyptus citronné 2 gouttes
- HV calendula 1 cuillère à café

4. SOS JAMBES SANS REPOS

- HE lavandin super 2 gouttes
- HE cyprès de Provence 3 gouttes
- HE marjolaine des jardins 1 goutte
- HV calophylle 1 cuillère à café

5. SOS MAL AU VENTRE (MAL À L'ESTOMAC, DIGESTION PÉNIBLE, MAL AU VENTRE LIÉ AU STRESS, RÈGLES DOULOUREUSES)

- HE estragon 3 gouttes
- HE camomille romaine 2 gouttes
- HE menthe poivrée 1 goutte
- HV calophylle 1 cuillère à café

6. SOS MAL DE TÊTE, MIGRAINE

- HE menthe poivrée 1 goutte
- HE camomille romaine 1 goutte

} Sur les tempes

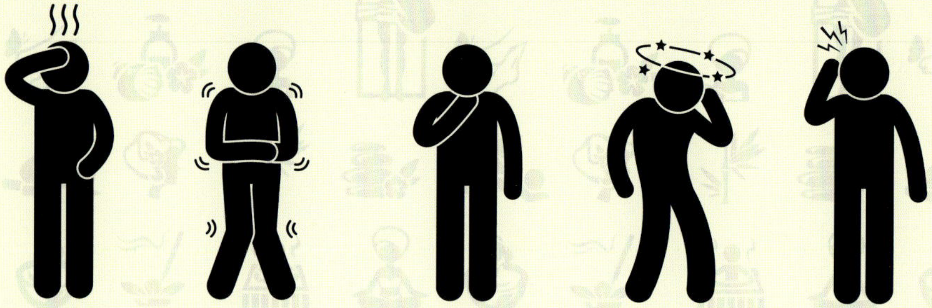

7. SOS GENCIVES, APHTES, DOULEURS DENTAIRES (ADULTE)

- HE giroflier 1 goutte
- HE laurier noble 1 goutte

} Sur la gencive, la dent malade

Ça pique un peu ? C'est normal ! D'ici quelques secondes la zone traitée sera anesthésiée.

8. GENCIVES, APHTES, DOULEURS DENTAIRES (BÉBÉ ET JEUNE ENFANT JUSQU'À 7 ANS)

- HE camomille romaine 2 gouttes : sur la gencive, l'aphte

Et là, ça ne pique pas du tout, c'est tout doux.

Les grands principes

- Appliquez sur la zone concernée et massez lentement, doucement, longuement.
- Renouvelez 2 ou 3 fois dans la journée si nécessaire.

Massages à visée générale

9. SOS STRESS (SPASMOPHILIE, NERVOSITÉ, AGITATION TOUS AZIMUTS)

- HE lavande officinale 3 gouttes
- HE petit grain bigaradier 2 gouttes
- HE ylang-ylang 1 goutte
- HV noisette 1 cuillère à café

10. SOS MICROBES : VITE, STIMULER L'IMMUNITÉ !

- HE bois de Hô 3 gouttes
- HE arbre à thé 3 gouttes
- HV noisette 1 cuillère à café

Les grands principes

- Appliquez sur les veines des poignets et sur le plexus solaire, lentement, en dessinant un cercle.
- Si c'est possible, appliquez également sur la plante des pieds, en massant là encore longuement, tranquillement.

LE TOP 5

bains aroma

Relaxant, antidouleur, stop-microbes ou « effet jambes légères », un bain aroma peut suffire à apaiser un trouble, à bloquer un rhume.

L'eau chaude facilite la pénétration des molécules actives, les vapeurs aromatiques saturant l'atmosphère de la salle de bains se faufilent par la voie nasale pour pénétrer jusque dans les poumons (antimicrobes) ou le cerveau (antistress). Et avouez qu'il y a plus désagréable… Voici les 5 meilleures formules aroma de bain aux huiles essentielles. Ouf ! Soufflez, respirez, détendez-vous, vous êtes chez vous, tout va bien.

1. BAIN BIEN-ÊTRE ENFANT (PLUS DE 7 ANS)

- Ess orange douce 7 gouttes
- Ess mandarine 3 gouttes
- Base pour bain 1 cuillère à café

Pour l'enfant de 3 ans à 7 ans, seulement 2 gouttes d'orange douce et 3 gouttes de mandarine

2. BAIN BIEN-ÊTRE ADULTE

- HE lavande officinale 10 gouttes
- HE orange douce 5 gouttes
- Base pour bain 1 cuillère à dessert

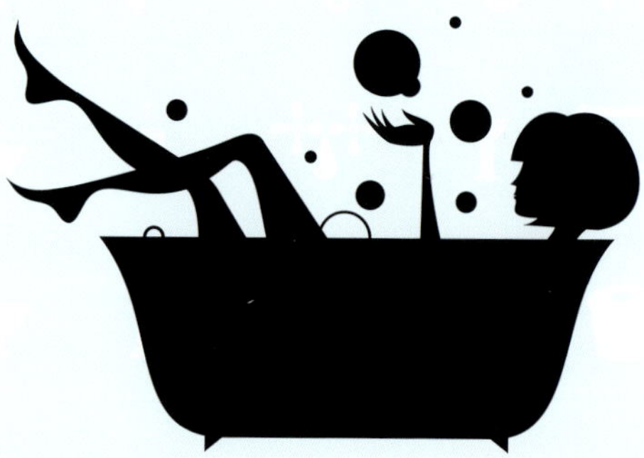

3. BAIN ANTIDOULEUR

- HE gaulthérie 12 gouttes
- HE térébenthine 3 gouttes
- Base pour bain 1 cuillère à dessert

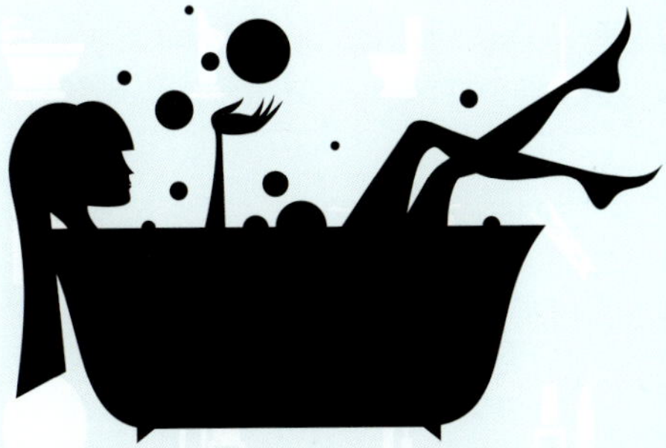

4. BAIN CIRCULATION

- HE niaouli 12 gouttes
- Ess citron 3 gouttes
- Base pour bain 1 cuillère à dessert

5. BAIN POUR STIMULER L'IMMUNITÉ

- HE ravintsara 10 gouttes
- HE encens 5 gouttes
- Base pour bain 1 cuillère à dessert

Les grands principes

- Ne versez jamais d'huiles essentielles directement dans l'eau, elles ne se mélangeraient pas bien, remonteraient à la surface de l'eau et vous risqueriez une irritation de la peau. Il faut impérativement les diluer auparavant dans une base pour bain.
- Attendez que le bain soit coulé pour y verser votre mélange.
- La température de l'eau est à votre convenance. Restez-y au moins 20 minutes afin de bien laisser le temps aux huiles essentielles d'agir, puis sortez et essuyez-vous sans vous rincer. Enfilez un peignoir et allez vous coucher, ça ira mieux demain !

LE TOP 5

cosmétiques aroma

Les huiles essentielles sont des esthéticiennes de haut vol. Jour après jour, elles prennent soin de votre peau, de vos cheveux, de vos ongles.

100 % naturelles, elles n'apportent aucun additif douteux et se révèlent être les meilleurs cosmétiques du monde. Et comme ce n'est pas en l'utilisant seulement de temps en temps que l'on peut juger de la fiabilité d'un produit, nous vous proposons ici vos nouveaux « basiques beauté » à usage quotidien, ceux dont vous ne pourrez très bientôt plus vous passer. Efficaces, agréables, très appréciés par la peau (qui ne graisse jamais avec eux), vous allez les embarquer partout avec vous. Même en vacances !

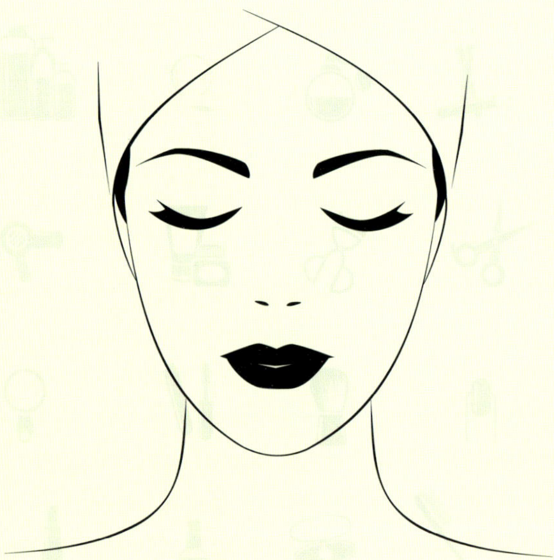

1. MON BASIQUE VISAGE

Soin hydratant, lissant, régénérant

- HE rose de Damas 0,5 ml
- HV onagre 1,5 ml
- HV argan 3 ml

Dans un flacon de 5 ml

Appliquez 5 gouttes du mélange sur le visage et le cou, sur une peau nette, matin et soir.

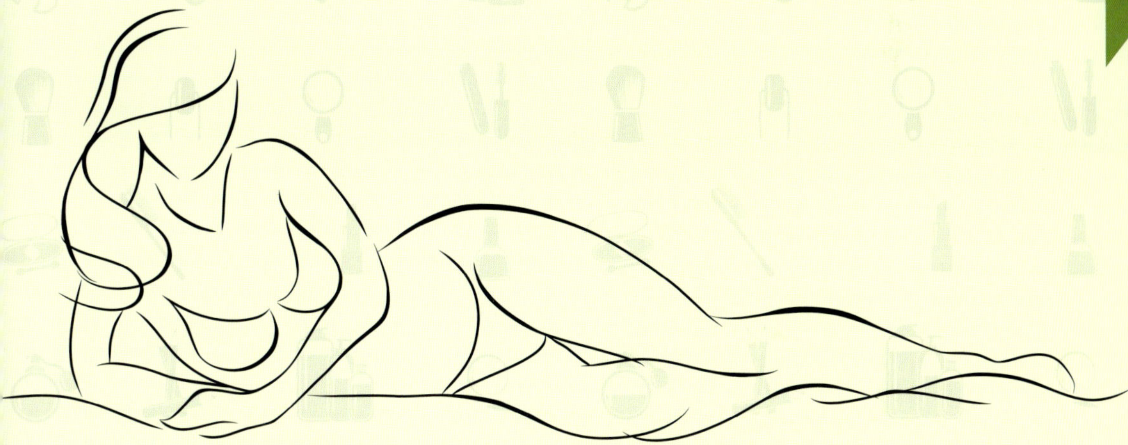

2. MON BASIQUE CORPS

Soin hydratant, raffermissant, minceur

- HE géranium rosat 1 ml
- HE bois de Hô 2 ml
- HV macadamia 97 ml

Dans un flacon de 100 ml

Appliquez sur le corps après chaque douche en massant les zones à affiner ou à tonifier.

3. MON BASIQUE CHEVEUX

Soin brillance, tonus, volumateur

- HE gingembre 2 gouttes
- HE romarin à cinéole 2 gouttes

Ajoutez vos 4 gouttes dans la dose de shampooing, massez le cuir chevelu une minute puis rincez. Choisissez impérativement un shampooing neutre (boutiques bio ou certaines pharmacies).

4. MON BASIQUE FRENCH MANUCURE

Mains douces, sans taches et ongles solides

- Ess citron 1 ml
- HV jojoba 4 ml

Dans un flacon de 5 ml

Deux fois par semaine, massez mains, ongles, lunules, tour d'ongles, longuement, avec quelques gouttes du mélange, le soir au coucher.

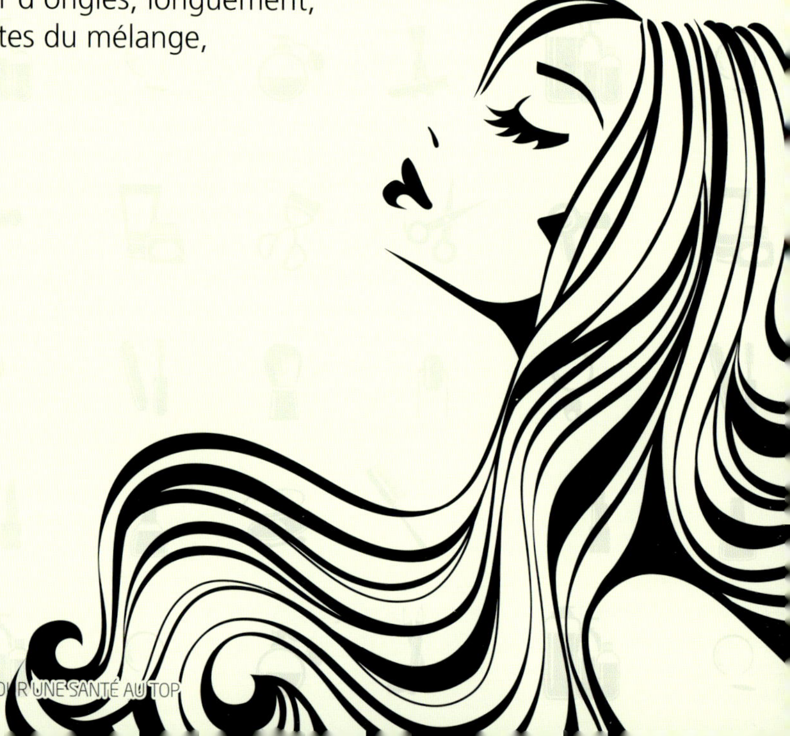

5. MON BASIQUE SOLAIRE

Bronzage régulier, peau éclatante

HE carotte 2 ml

HV carotte 28 ml

Dans un flacon de 30 ml

Appliquez en couche mince sur les endroits exposés au soleil. Renouvelez au cours de la séance de bronzage. Attention, il s'agit d'une huile sublimatrice solaire : ce produit ne contient qu'un faible filtre naturellement anti-UV et ne remplace en aucun cas une protection solaire. De plus, soyez raisonnable : ne vous exposez pas des heures, et restez à l'ombre dans tous les cas entre 11 heures du matin et 16 heures.

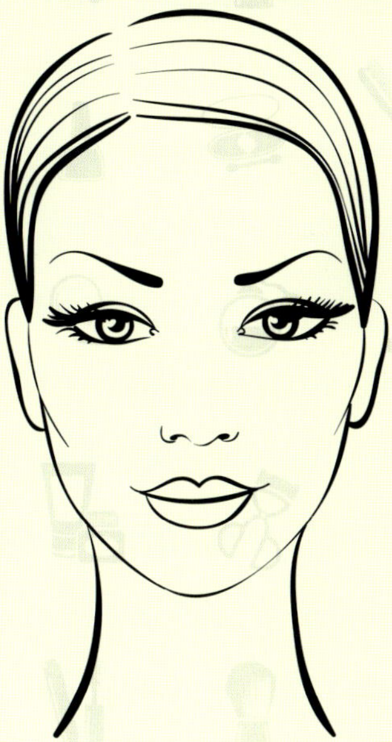

LE TOP 4

déodorants essentiels

Vous ne voulez plus de déodorants avec de l'aluminium et autres molécules douteuses, ni de produits « antitranspirants », antiphysiologiques. Pour autant, il n'est pas question de transiger sur l'efficacité.

Vous voulez être sûre de vous, toute la journée, même et surtout en été. Faites confiance aux huiles essentielles, expertes antimicrobes… car, vous le savez, les responsables des mauvaises odeurs de transpiration sont les bactéries. Et pensez qu'elles vont également vous parfumer au passage (surtout le palmarosa).

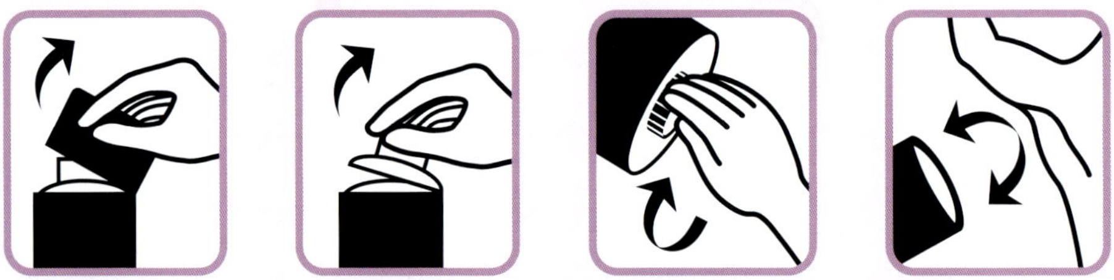

1. DÉO SUPER-EXPRESS ET SUPER-EFFICACE (MÊME EN PLEINE CANICULE)

Juste après la douche (ou la « toilette de chat » en cas de « raccord dans la journée ou la soirée »), appliquez directement 2 gouttes pures d'HE de palmarosa sous chaque aisselle.

2. LOTION ACIDULÉE

Versez 30 gouttes d'essence de citron et 20 gouttes d'essence de bergamote dans 10 cl d'alcool à 60°, mélangez. Trempez un disque de coton dans cette lotion et appliquez sous chaque aisselle.

3. DÉO FABULEUX

Dans un flacon-spray de 150 ml, mélangez 6 cuillères à soupe d'hydrolat de fleurs d'oranger, 2 cuillères à soupe de vodka, 1 cuillère à soupe de gel d'aloe vera, 10 gouttes d'essence de citron et 5 gouttes d'HE de palmarosa. Agitez bien le flacon avant chaque utilisation et vaporisez sur les aisselles.

4. SPRAY PURPIEDS

Dans un récipient opaque avec couvercle ou bouchon, versez 40 ml de vinaigre de cidre, 20 gouttes d'essence de citron, 20 gouttes d'HE de lavande officinale et 20 gouttes d'HE de menthe poivrée. Ajoutez 100 ml d'eau distillée. Rebouchez et secouez vigoureusement pour mélanger. Laissez reposer une semaine en agitant le flacon tous les jours, puis versez dans un flacon-spray. Le matin après la toilette et le soir, vaporisez sur (et sous !) les pieds.

Rappel :
Aucun déodorant, à base d'huile essentielle ou pas, ne pourra quoi que ce soit pour vous si vous persistez à porter des vêtements synthétiques, et serrés au point d'empêcher l'air de circuler sous les bras.
Macération = mauvaises odeurs, c'est inévitable !

LE TOP 3

parfums aux huiles essentielles

Autrefois, les parfums étaient constitués d'huiles essentielles. Ce n'est plus le cas aujourd'hui, principalement pour des raisons économiques. Renouez avec la tradition, élaborez vous-même votre flacon de parfum 100 % naturel !

Vous êtes unique au monde, votre parfum doit l'être aussi !

Il existe quelques centaines de parfums pour plusieurs milliards d'individus. C'est peu quand on y pense. Pourquoi ne pas vous amuser à concocter votre propre parfum en fonction de vos goûts ? En plus, si vous choisissez bien vos huiles essentielles, votre parfum pourra même vous apporter des vertus antistress, dynamisantes ou envoûtantes… selon votre composition ! Le secret d'un bon parfum réside dans sa formulation, c'est-à-dire tout autant dans les fragrances « mineures » que dans celles que l'on souhaite mettre « en avant ».

Créer votre parfum, mode d'emploi

Il n'y a pas plus simple. Comptez 2 ml d'huiles essentielles pour 8 ml d'huile végétale de jojoba. Laissez macérer 2 à 3 semaines dans un placard, dans le noir. Les fragrances vont se mêler, l'alchimie se fera tout doucement, dans l'ombre. Vous constaterez que votre parfum en ressortira, une fois mûr, différent : la note de cœur sera plus prononcée, la note de tête, un peu effacée. Tenez-en compte lors de votre préparation. Voilà, votre parfum est prêt ! Secouez bien, une fois devrait suffire. Ce mélange se conservera environ 6 mois.

Il vous faut...

Le matériel nécessaire est très, très réduit, d'où de sérieuses économies par rapport à l'achat de parfums « classiques ». Pour vous lancer, achetez :

- 1 flacon en verre coloré de 10 ml muni d'un compte-gouttes (+ un autre, tout petit, pour des « essais »)
- 1 flacon d'huile végétale de jojoba
- 2 ou 3 flacons d'huiles essentielles

Quelques conseils et remarques

Vous allez probablement tâtonner un peu au début. Pour éviter de gâcher, préparez un tout petit flacon (rien ne vous oblige à remplir entièrement celui de 10 ml), avec un peu d'huile de jojoba et quelques gouttes de telle huile essentielle + quelques gouttes de telle autre. Patientez quelques jours pour tester votre mélange. Notez scrupuleusement, à la goutte près, ce que vous avez mis dans votre flacon. Rectifiez ensuite. C'est votre nez qui décide !

Mon parfum

..... gouttes d'huile végétale de jojoba

..... goutte(s) d'huile essentielle de ....

..... goutte(s) d'huile essentielle de ....

..... goutte(s) d'huile essentielle de ....

..... goutte(s) d'huile essentielle de ....

Le résultat est, forcément, un peu gras en raison de l'huile de jojoba. Mais c'est le meilleur choix car le plus doux pour la peau, le plus adapté aux huiles essentielles et, en plus, l'huile de jojoba est très pâle, elle ne tache pas les vêtements.

Cependant, si vous préférez une « texture » plus proche d'un parfum « classique », remplacez l'huile de jojoba par de l'alcool glycériné, en sachant bien que le parfum obtenu sera légèrement différent et« tiendra » moins bien.

N'essayez pas d'imiter les parfums classiques de parfumerie. C'est impossible. « Votre » parfum aux huiles essentielles ne sera jamais aussi sophistiqué qu'un jus de marque.

3 parfums aux huiles essentielles

Voici quelques idées de formulations. Mais vous l'avez compris, l'objectif est de fabriquer votre propre fragrance, unique, personnelle. La construction d'un parfum se compose de 3 notes principales que l'on sent au fur et à mesure de l'évolution du parfum dans le temps.

1. JET LAG

- Note de tête = bergamote
- Note de cœur = jasmin
- Note de base = ylang-ylang

2. IRRÉSISTIBLE

- Note de tête = citron
- Note de cœur = lavande
- Note de base = patchouli

3. PURE EXPÉRIENCE

- Note de tête = pin
- Note de cœur = romarin
- Note de base = vétiver

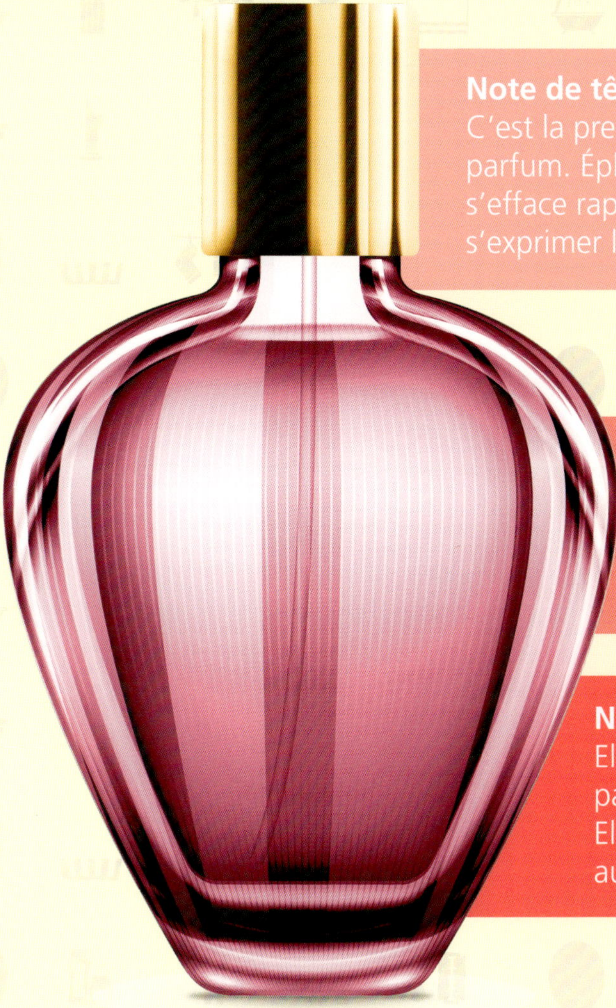

Note de tête
C'est la première impression du parfum. Éphémère et volatile, elle s'efface rapidement pour laisser s'exprimer la note de cœur.

Note de cœur
C'est la personnalité du parfum, elle lui donne sa richesse et son caractère.

Note de base
Elle permet au sillage du parfum d'être plus persistant. Elle est complémentaire des autres notes.

Vous connaissez déjà le langage des fleurs ?

Pour découvrir le langage secret des huiles essentielles, flashez ce code.

http://blog.editionsleduc.com/initiation-he.html

LE TOP 5
tisanes aroma

Les plantes et les huiles essentielles travaillent en synergie pour vous garantir le meilleur résultat.

1. JAMBES LÉGÈRES

Versez 2 cuillères à soupe de feuilles de vigne rouge et 1 cuillère à soupe de feuilles de menthe dans 1 litre d'eau bouillante, laissez infuser une dizaine de minutes. Filtrez avec une passoire, laissez refroidir et rangez au réfrigérateur. Au moment de boire votre tisane, diluez 1 goutte d'essence de citron dans 1 cuillère à café de miel, puis plongez directement la cuillère dans la tasse de tisane. Buvez 3 tasses bien fraîches par jour.

2. DIGESTION FACILE

Versez 2 cuillères à soupe de feuilles de menthe et 1 cuillère à soupe de camomille romaine dans 1 litre d'eau bouillante, laissez infuser une dizaine de minutes. Filtrez avec une passoire. Diluez 3 gouttes d'essence de citron dans 1 cuillère à café de miel ; plongez la cuillère dans la tisane. Versez le tout dans une bouteille Thermos et buvez une tasse après les repas.

3. ANTICELLULITE

Versez 1 cuillère à café de thé vert dans 25 cl d'eau bouillante, laissez infuser une dizaine de minutes. Filtrez avec une passoire. Diluez 1 goutte d'essence de citron dans ¼ de cuillère à café de miel. Plongez la cuillère dans la tisane et ajoutez-y le jus de ½ citron. Buvez 1 tasse trois fois par jour… pas après 16 heures, si votre sommeil est capricieux.

4. FOIE FATIGUÉ

Placez 3 ou 4 bâtonnets d'aubier de tilleul du Roussillon dans une casserole, recouvrez avec 1 litre d'eau. Portez à ébullition, puis ramenez à feu doux pendant une vingtaine de minutes : le volume devrait avoir réduit de ¼ de litre environ. Retirez les bâtons, versez dans une bouteille Thermos. Ajoutez 2 gouttes d'essence de citron diluées dans 1 cuillère à café de miel. Buvez tout au long de la journée. Drainante et détoxifiante, cette tisane agit sur les organes émonctoires (foie, reins…).

5. HOT LIBIDO

Versez une pincée de gingembre, une de cannelle, une de berce, une de menthe et la valeur de 1 tasse d'eau froide, dans une casserole. Portez à ébullition et laissez frémir 5 minutes. Coupez le feu et laissez encore infuser 5 minutes avant de filtrer. Plongez dans la tasse ¼ de cuillère à café de miel dans laquelle vous aurez versé 1 goutte d'HE d'ylang-ylang. Buvez 2 tasses par jour de cette tisane aphrodisiaque, une en fin d'après-midi et une le soir.

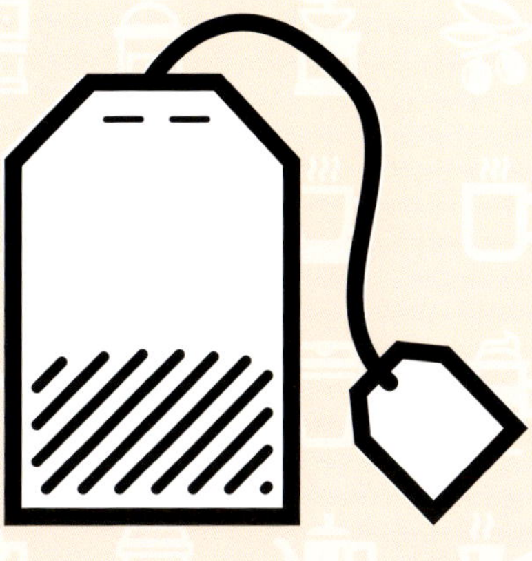

LE TOP 5

massages aroma sport

Tous les sportifs le savent : un muscle massé est un muscle content, c'est-à-dire performant et non douloureux.

Apprenez à manier les huiles essentielles pour un dopage musculaire incognito… et pour réparer plus vite un incident voire un accident.

1. LE MASSAGE « PRÉPARATION »

à effectuer avant un entraînement, une compétition…

- HE lavandin super 3 gouttes
- HE romarin à camphre 3 gouttes
- HV calophylle 1 cuillère à café

2. LE DRAINAGE KINÉ LYMPHATIQUE ET SANGUIN

à faire avant le sport pour une efficacité « désinfiltration » encore plus importante

- HE lentisque pistachier 2 gouttes
- Ess pamplemousse 2 gouttes
- HE genévrier commun 2 gouttes
- HV calophylle 1 cuillère à café

3. LE MASSAGE « APRÈS SPORT »

pour récupérer plus vite et ne pas se réveiller courbatu demain...

- HE laurier noble 2 gouttes
- HE eucalyptus citronné 2 gouttes
- HE genévrier commun 2 gouttes
- HV arnica 1 cuillère à café

4. LE MASSAGE KINÉ BASIQUE CONTRACTURES, CRAMPES, ELBOW

quand ça fait mal...

- HE romarin à camphre 2 gouttes
- HE eucalyptus citronné 2 gouttes
- HE gaulthérie couchée 2 gouttes
- HV arnica 1 cuillère à café

5. LE MASSAGE KINÉ INTENSIF DÉCHIRURE MUSCULAIRE, CASSURE

quand ça fait très mal (massages après la prise en charge classique de l'urgence)

- HE hélichryse italienne 2 gouttes
- HE laurier noble 2 gouttes
- HE gaulthérie couchée 2 gouttes
- HV arnica 1 cuillère à café

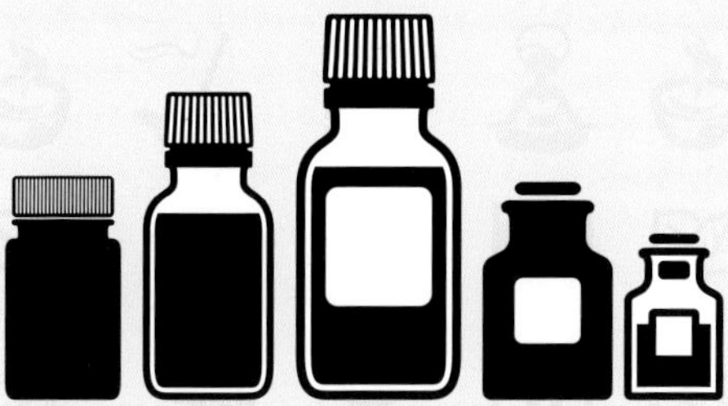

LE TOP 10
coach aroma sport (été)

Sur la plage abandonnée, ohé ohé… !

Le sport, c'est bien… le sport aroma, c'est mieux : massez-vous avec les huiles essentielles conseillées pour renforcer l'efficacité de certaines activités (par exemple rendre l'aquagym encore plus anticellulite), et pour réparer vos petits muscles douloureux après une séance intense (beach-volley). Et protégez-vous du soleil.

1. BEACH-VOLLEY : BRÛLE-GRAISSES

- *Fait travailler :* fesses, jambes, poitrine, épaules.
- *Attention :* chevilles, poignets, genoux.
- *Coach aroma duo :* criste marine, eucalyptus citronné.

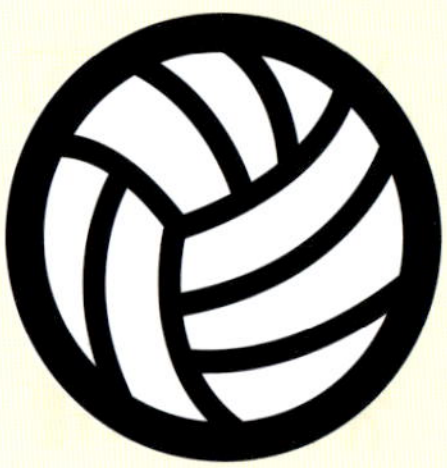

2. CHÂTEAUX DE SABLE : SCULPTE LE CORPS

- *Fait travailler :* ensemble du corps, surtout bras et dos.
- *Attention :* dos.
- *Coach aroma duo :* géranium rosat, cèdre de l'Atlas.

3. JEU DE RAQUETTES : CARDIO

- *Fait travailler :* épaules, jambes, dos, bras.
- *Attention :* coudes, épaules, dos.
- *Coach aroma duo :* lemongrass, hélichryse italienne.

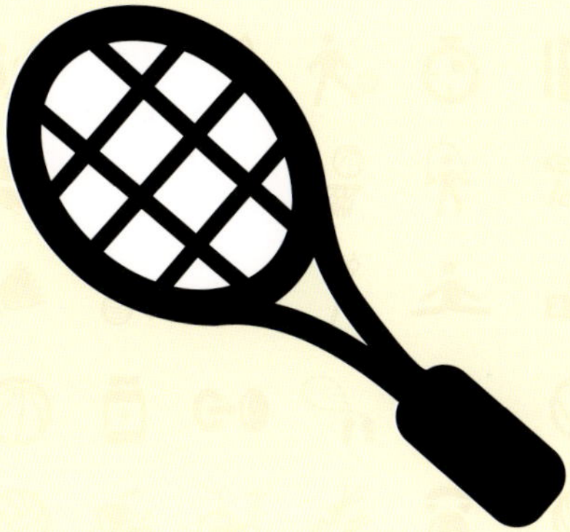

4. CANOË-KAYAK : SUPER-NATURE

- *Fait travailler :* dos, buste, bras, jambes, abdominaux.
- *Attention :* épaules.
- *Coach aroma duo :* géranium rosat, romarin à camphre.

5. MARCHE SUR LE SABLE : ANTISTRESS, BON POUR LA CIRCULATION

- *Fait travailler :* tous les muscles posturaux.
- *Attention :* chevilles.
- *Coach aroma duo :* cyprès de Provence, eucalyptus citronné.

6. MARCHE DANS L'EAU : DRAINANTE

- *Fait travailler :* jambes, pieds, abdos.
- *Attention :* blessure sous les pieds !
- *Coach aroma duo :* cèdre de l'Atlas, genévrier.

7. NATATION, AQUAGYM, AQUARUNNING... : SOUPLESSE, ANTICELLULITE

- *Fait travailler :* jambes, pieds, dos (en fonction du type de nage et de mouvements).
- *Attention :* dos, épaules.
- *Coach aroma duo :* cèdre de l'Atlas, eucalyptus citronné.

8. PÉDALO : ABDOS-FESSIERS FAÇON FUN

- *Fait travailler :* fesses, cuisses, abdominaux.
- *Attention :* pieds, genoux.
- *Coach aroma duo :* géranium rosat, laurier noble.

9. STAND UP PADDLE : GAINAGE COMPLET

- *Fait travailler :* tous les muscles.
- *Attention :* chevilles.
- *Coach aroma duo :* ciste ladanifère, petit grain.

Les grands principes :

- Mélangez 3 gouttes de chaque HE dans 1 cuillère à café d'HV.

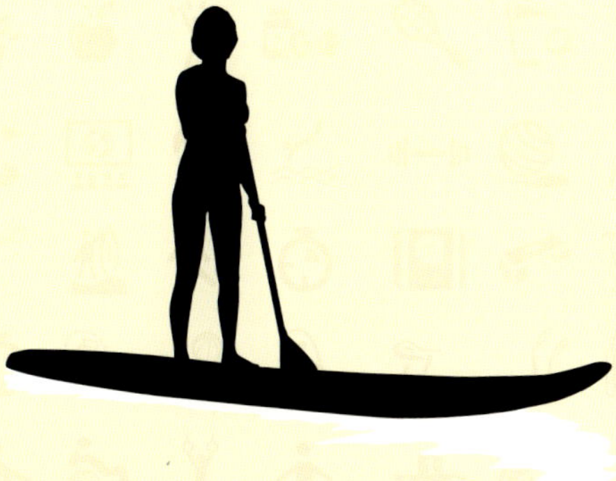

10. RUNNING SUR LA PLAGE : COMPLET

- *Fait travailler :* tous les muscles.
- *Attention :* chevilles, dos.
- *Coach aroma duo :* cyprès de Provence, eucalyptus citronné.

Et pour le fun

PÉTANQUE : LA CONCENTRATION PLUS QUE LES MUSCLES !

- *Fait travailler :* fesses, ventre, dos, bras, jambes.
- *Attention :* pieds… si la boule tombe dessus !
- *Coach aroma duo :* basilic exotique, bois de Hô.

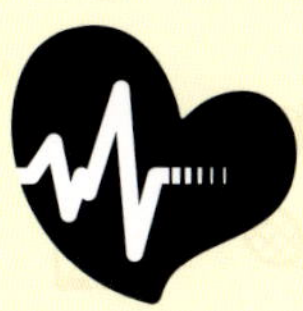

LE TOP 10
coach aroma sport (hiver)

La neige c'est tendre et amical…

sauf quand on tombe dessus et qu'on était lancé à toute vitesse. Là, ça fait mal… sans parler des efforts musculaires à produire, souvent sous-estimés, simplement pour marcher avec des raquettes par exemple.

1. SKI ALPIN : RENFORCEMENT MUSCULAIRE ET ÉQUILIBRE

- *Fait travailler :* cuisses, mollets, bas du dos.
- *Attention :* genoux (entorse, rupture du ligament croisé – vérifiez bien vos fixations !), engelures.
- *Coach aroma duo :* eucalyptus citronné, pin sylvestre.

2. SNOWBOARD : UNE BELLE ENDURANCE

- *Fait travailler :* membres inférieurs, dos.
- *Attention :* avant-bras, poignets, épaules, coudes (chute), engelures.
- *Coach aroma duo :* laurier noble, pin sylvestre.

3. MINI-SKI : LE PLUS COOL DES SPORTS « DE GLISSE »

- *Fait travailler :* l'ensemble du corps.
- *Attention :* épaules, coudes, jambes (risque de fracture en raison de fixations mal conçues), engelures.

Coach aroma duo : laurier noble, lavande officinale.

4. SKI DE FOND : LE COACH CARDIAQUE ET ANTISTRESS

- *Fait travailler :* l'ensemble du corps, dont beaucoup le haut et les bras.
- *Attention :* épaules, mains, pouces (chute en descente), tendinite deltoïdes ou triceps, chevilles.

Coach aroma duo : lavandin super, romarin à camphre.

5. ESCALADE, RUISSELING (ESCALADE SUR GLACE) : ÉQUILIBRE, SOUPLESSE ET COORDINATION

- *Fait travailler :* l'ensemble du corps / le sport super-complet.
- *Attention :* poignets, doigts, chevilles, pieds, orteils.

Coach aroma duo : laurier noble, hélichryse italienne.

6. PARAPENTE : SUPER-ANTISTRESS

- *Fait travailler :* épaules, bras, cuisses mais en mode cool (et accompagné) pas grand-chose de violent !
- *Attention :* chevilles (atterrissage), engelures.

Coach aroma duo : lavandin super, petit grain bigaradier.

7. RANDONNÉE, RAQUETTES : SUPER-PHYSIQUE

- *Fait travailler :* l'ensemble du corps.
- *Attention :* ampoules, toutes les articulations de la jambe. Faites de petites enjambées (ça glisse, le terrain n'est jamais sûr !), ophtalmie.
- *Coach aroma duo :* pin sylvestre, laurier noble.

8. ACCROBRANCHE : AGRÉABLE MAIS PAS SANS RISQUE, ATTENTION !

- *Fait travailler :* l'ensemble du corps.
- *Attention :* blessures diverses, plaies.
- *Coach aroma duo :* romarin à camphre, lavande officinale.

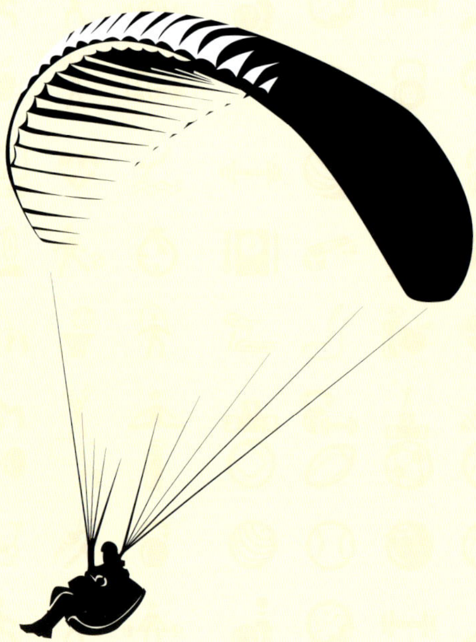

9. CHIENS DE TRAÎNEAUX : LE MUSHER DOIT AUSSI SE PROTÉGER

- *Fait travailler :* ensemble du corps.
- *Attention :* mains, avant-bras, poignets, épaules, coudes (chute), engelures.

Coach aroma duo : laurier noble, eucalyptus citronné.

10. QUAD, MOTONEIGE… : LE PLUS SÉDENTAIRE

- *Fait travailler :* plutôt le haut du corps.
- *Attention :* froid, eczéma de froid, blessures (protégez bien vos mains), hypothermie, coup de soleil.

Coach aroma duo : lavande officinale, eucalyptus citronné.

Les grands principes :

- Mélangez 3 gouttes de chaque HE dans 1 cuillère à café d'HV.

LE TOP 10
diffusions aroma

La diffusion d'huiles essentielles est l'un des moyens les plus efficaces et les plus agréables de profiter de leurs propriétés thérapeutiques.

Équipez-vous d'un diffuseur pour la maison (pas d'HE sur une ampoule, c'est trop chaud !) et en voiture pour des voyages olfactifs sans frontière !

1. PLEIN HIVER

- HE eucalyptus radié
- HE ravintsara

2. PLEIN ÉTÉ

- HE géranium rosat
- Ess. citronnelle de Java

3. ENFIN LE PRINTEMPS

- Ess. citron
- Ess. orange douce

4. DÉJÀ L'AUTOMNE

- HE bois de Hô
- HE litsée citronnée

5. SOS TROUBLES DU SOMMEIL

- HE lavande officinale
- HE petit grain bigaradier

6. GUERRE AUX ACARIENS

- HE pin sylvestre
- HE arbre à thé
- HE citronnelle

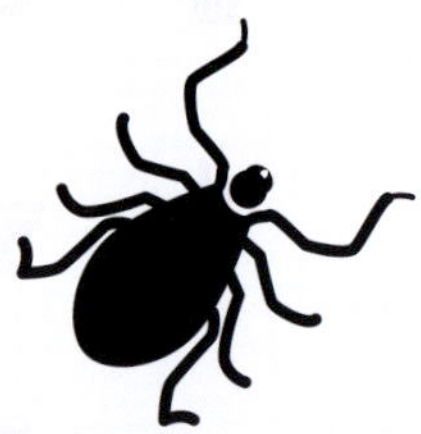

7. LA DIFFUSION TONIQUE DÉBUT DE JOURNÉE & APRÈS LE DÉJEUNER

- Ess. citron
- HE pin sylvestre

8. LA DIFFUSION ANTIÉPIDÉMIE

- HE ravintsara

9. LA DIFFUSION SUPER QI CONCENTRATION, TRAVAIL INTELLECTUEL XXL

- HE basilic exotique
- HE laurier noble

10. LA DIFFUSION DÉTENTE – FIN DE JOURNÉE

- Ess. orange douce
- Ess. mandarine
- HE lavande officinale

Les grands principes

- Diffusez vos huiles essentielles associées à parties égales.
- Ne dépassez pas 30 minutes à chaque diffusion.
- Pensez à bien aérer vos pièces à vivre – au minimum 10 minutes fenêtres grandes ouvertes, matin et soir, même en cas de grands froids !

LE TOP 10
aroma au travail

Nous passons la majeure partie de la journée au travail. Que ce soit dans un bureau en entreprise ou à la maison, ou dans un cabinet, mêmes besoins, mêmes réflexes aroma.
Multipliez la vigilance en cas de locaux à l'extérieur de chez vous : entre les transports en commun et la promiscuité une fois sur place, stress et échanges de microbes sont nettement accrus. Organisez-vous pour vivre dans un environnement sain. Inutile de faire des efforts de prévention à la maison s'ils sont anéantis au boulot ! Pensez à bien aérer votre bureau — au minimum 10 minutes fenêtres grands ouvertes, matin et soir, même en cas de grands froids !

À diffuser

1. LA DIFFUSION ANTIMICROBES BASIQUE

- HE eucalyptus radié
- HE bois de Hô

2. LA DIFFUSION ANTIMICROBES INTENSIVE – EN CAS D'ÉPIDÉMIE VIRALE (GRIPPE, RHUME…)

- HE ravintsara
- HE eucalyptus radié

3. LA DIFFUSION STOP-OZONE* (GAZ LARGUÉ PAR LES IMPRIMANTES, PHOTOCOPIEUSES…)

- HE sapin baumier
- Ess. citron

** Irritant pour les yeux et les voies respiratoires*

4. LA DIFFUSION DÉTOX, ODEUR DE PROPRE (QUAND ON EST NOMBREUX DANS UN BUREAU*)

- HE pin sylvestre
- HE cyprès de Provence

** Le corps émet des COV (composés organiques volatils) polluants + des odeurs pas toujours fraîches, surtout dans l'après-midi… !*

5. LA DIFFUSION SUPER-ANTISTRESS SALLE D'ATTENTE (DENTISTE, PSY…)

- Ess. mandarine
- HE lavande officinale

Les grands principes :

- Pour les diffusions : 50/50 (partagez à parties égales les deux HE).
- Diffusez ½ heure le matin, ½ heure l'après-midi.

Snifs au top

6. LE SNIF ANTISTRESS

- HE marjolaine des jardins

Le grand principe snif aroma :

- Respirez directement à même le flacon ouvert.

7. LE SNIF TOP CONCENTRATION

- HE basilic exotique
- HE laurier noble

8. LE SNIF VIGILANCE, POUR RESTER « ÉVEILLÉ »

- HE laurier noble

À appliquer

9. LE BOOSTER ANTIFATIGUE

- HE épinette noire (1 goutte sur les reins)
- HE menthe poivrée (1 goutte sur les tempes)

À vaporiser

10. MÉNAGE – ANTISEPTIQUE POUR LES SURFACES

- HE arbre à thé

Dans un vaporisateur de 100 ml, diluez 20 gouttes d'HE dans de l'alcool à 40°, vaporisez sur les claviers, surfaces planes, étagères, téléphones portables, tablettes...

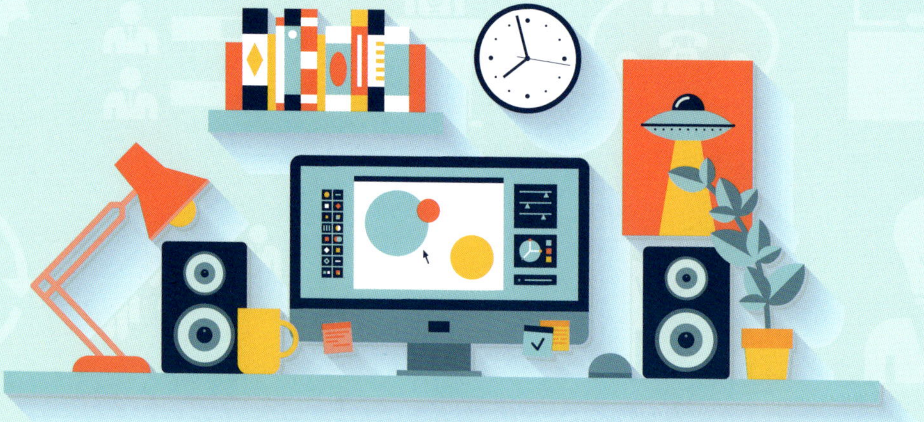

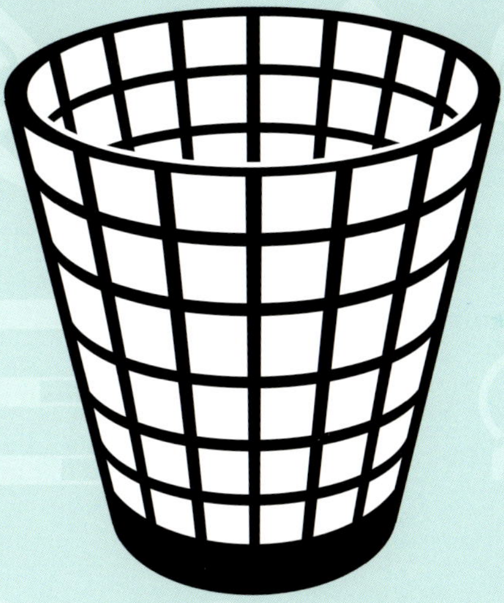

LE TOP 6 HOME AROMA

cuisine nickel

Surprenant mais vrai, la cuisine est probablement la pièce la plus sale (comprenez, la plus colonisée par les microbes) de toute la maison. Bien plus que les toilettes !

Heureusement, les huiles essentielles sont extraordinairement antiseptiques, sans présenter la toxicité des produits domestiques classiques. Allez hop, c'est l'heure du ménage aroma !

1. NETTOYANT MULTIUSAGE : LIQUIDE DÉGRAISSANT AU SAVON NOIR

Versez 150 g de savon noir dans 1 litre d'eau chaude et remuez jusqu'à ce qu'il fonde. Laissez refroidir puis ajoutez 30 gouttes d'essence de citron. Trempez puis essorez une éponge ou une lavette en microfibres dans le mélange et à l'attaque ! Plaques de cuisson, four, hotte et toutes les surfaces graisseuses de la cuisine… tout y passe. Rincez à l'eau claire.

2. ÉPONGE : 30 SECONDES POUR LA PURIFIER

Remplissez d'eau un bol aux trois quarts, ajoutez 3 gouttes d'essence de citron. Trempez l'éponge, essorez-la, puis placez-la au micro-ondes. Faites tourner à puissance maxi pendant 30 secondes.

3. JOINTS D'ÉTANCHÉITÉ : SANS MOISISSURES

Pour sauver les joints du réfrigérateur, du lave-linge, du lave-vaisselle… recouverts de taches brunes (moisissures), versez quelques gouttes d'essence de citron sur une éponge humide, passez-la sur les joints, laissez agir quelques minutes et rincez à l'eau froide.

4. LAVE-VAISSELLE : UNE CLAQUE AUX MAUVAISES ODEURS

Pour l'assainir et le désodoriser, versez 40 gouttes d'HE de romarin à cinéole dans un flacon-spray de 20 cl. Complétez avec du vinaigre blanc. Deux fois par semaine, agitez le flacon et vaporisez un coup de spray dans votre lave-vaisselle.

5. MICRO-ONDES : IL SENT PRESQUE LA ROSE !

Dans un bol rempli d'eau, versez 3 gouttes d'HE de menthe poivrée ou d'essence de citron. Faites tourner le micro-ondes 2 ou 3 minutes à pleine puissance. Attendez une dizaine de minutes avant d'ôter le bol. Passez un coup d'éponge citronnée sur les parois intérieures de l'appareil.

6. SACS ET PANIERS À PROVISIONS

Les sacs à provisions réutilisables font partie des objets du quotidien les plus contaminés, notamment par la salmonelle. Faites-les tremper dans l'évier avec de l'eau chaude, ajoutez 2 verres de vinaigre blanc et 10 gouttes d'HE d'arbre à thé. Laissez-les barboter 20 minutes, faites sécher sans rincer. Pour les paniers à provisions (osier) : versez le mélange aroma dans un flacon-spray et vaporisez un peu partout en insistant sur l'intérieur.

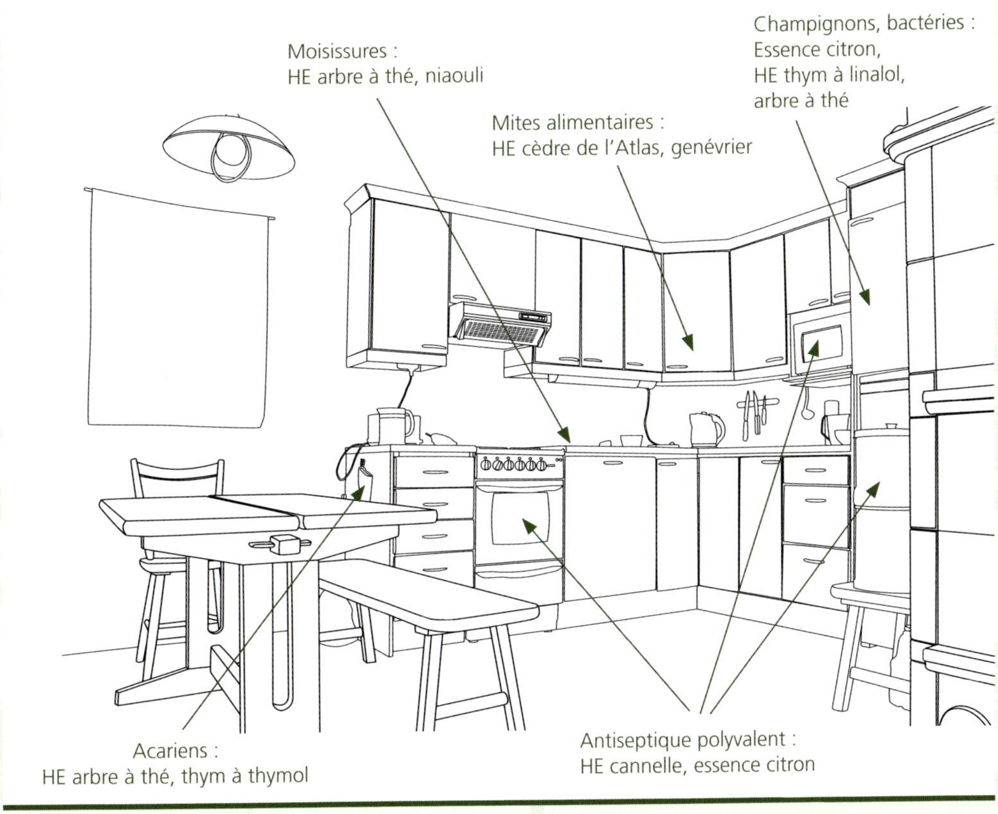

Le top 6 home aroma : cuisine nickel

LE TOP 5 HOME AROMA

salle de bains & petit coin

Propre votre salle de bains ? Pas vraiment... Ce n'est pas parce que vous vous y douchez qu'elle est nickel. Au contraire, l'humidité de la pièce favorise l'installation de bactéries coriaces sur les parois, rideaux de douche, robinets, porte-savon, porte-brosses à dents et autres produits cosmétiques « en attente ». Nettoyez-moi tout ça !

1. LA RECETTE MIRACLE : PSCHITT ESSENTIEL

Versez ½ litre de vinaigre blanc et 15 gouttes d'essence de citron dans un flacon-spray d'une contenance de 50 cl, puis secouez pour bien mélanger. Un beau travail d'équipe : le vinaigre blanc désagrège les plaques de calcaire qui retiennent les bactéries et les odeurs, et l'essence de citron passe derrière en usant de ses vertus antiseptiques, bactéricides et désodorisantes. Parfait pour nettoyer de fond en comble salle de bains et petit coin.

2. DÉSODORISANT WC

Diluez 20 gouttes d'HE de lavande officinale (ou romarin, citron) dans 2 cuillères à soupe d'alcool à 70°. Versez le tout dans un flacon-spray d'une contenance de 50 cl, complétez d'eau de source et secouez pour bien mélanger. Laissez le flacon à disposition, en hauteur pour décourager les petits curieux.

3. BROSSES À CHEVEUX, PEIGNES, PINCEAUX À MAQUILLAGE...

Une fois par mois, opération assainissement : versez 4 cuillères à soupe de bicarbonate dans 1 litre d'eau chaude, ajoutez 10 gouttes d'HE d'arbre à thé. Plongez dans ce bain vos peignes, brosses, pinceaux à maquillage et autres éponges à fond de teint pendant 1 heure. Frottez les brosses et peignes les uns contre les autres pour décrocher tous les résidus de cheveux. Rincez à l'eau froide.

4. CAILLOUX DE PARFUM

L'atmosphère humide de la salle de bains ne convient pas aux pots-pourris ni aux sachets de senteur, candidats à la moisissure. En revanche, des cailloux poreux ramassés sur la plage feront parfaitement l'affaire : ils absorbent les parfums tout en décorant. Rincez-les bien à l'eau claire pour les débarrasser du sel et de l'iode. Réunissez-les dans une jolie coupe, un vase ou posez-les simplement sur un petit plateau, puis arrosez-les de temps à autre de quelques gouttes d'HE de lavande officinale.

5. RIDEAUX DE DOUCHE

Les champignons raffolent des rideaux de douche. Ils font copain-copain avec les résidus de savon, et il n'y a plus d'autre choix que de les mettre à la poubelle. Adoptez ce geste malin : dans 1 litre d'eau chaude, versez 5 cuillères à soupe de bicarbonate et 10 gouttes d'HE d'arbre à thé. Plongez-y une éponge propre et frottez énergiquement les endroits déjà infestés. Rincez à l'eau tiède.

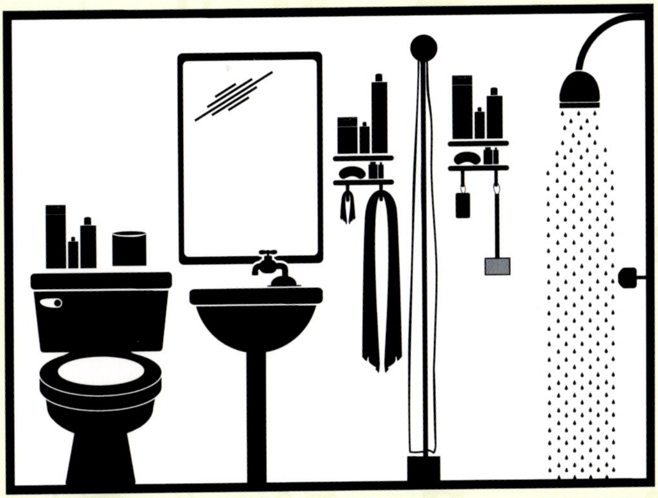

LE TOP 4

huiles essentielles aphrodisiaques

Certaines huiles essentielles aident à retrouver une libido et une sexualité épanouies. Quelques-unes sont capables d'attirer le sang vers les organes sexuels (érection, lubrification), d'autres relaxent et désinhibent, d'autres encore procurent de l'énergie ou agissent profondément sur le psychisme afin de vous aider à passer outre les « blocages ». Bonne nuit !

1. MENEZ-LE (LA) PAR LE BOUT DU NEZ !

Dans un diffuseur,
versez 3 gouttes d'HE d'ylang-ylang,
3 gouttes d'absolue de vanille,
2 gouttes d'HE de menthe poivrée,
10 gouttes d'essence de citron.
Diffusez dans la chambre
10 minutes avant l'acte.

2. LA CURE SEXE +

Dans un flacon de 5 ml,
mélangez à parties égales de l'HE de cannelle de Ceylan,
de l'HE de gingembre, de l'HE de laurier noble.
Versez 1 goutte sur un comprimé neutre, et sucez-le
3 fois par jour (aux 3 repas) pendant 10 jours.

3. ENTRE DANS CE CORPS, SUPERMAN !

Dans un flacon de 10 ml,
mélangez 10 gouttes d'HE d'ylang-ylang,
20 gouttes d'HE de gingembre
et 10 gouttes d'HE de santal.
Remplissez le flacon avec de l'HV de noisette.
Massez le dos en insistant sur la colonne vertébrale,
le ventre en cercle, la poitrine.

4. PASSEPORT GEISHA

Dans un flacon de 10 ml,
mélangez 10 gouttes d'HE d'ylang-ylang,
10 gouttes d'HE de rose de Damas
et 20 gouttes d'HE de sauge sclarée.
Remplissez le flacon avec de l'HV de noisette.
Massez le dos en insistant sur la colonne vertébrale,
le ventre en cercle.

LES 10 HUILES ESSENTIELLES DE BASE POUR DÉMARRER

La camomille romaine

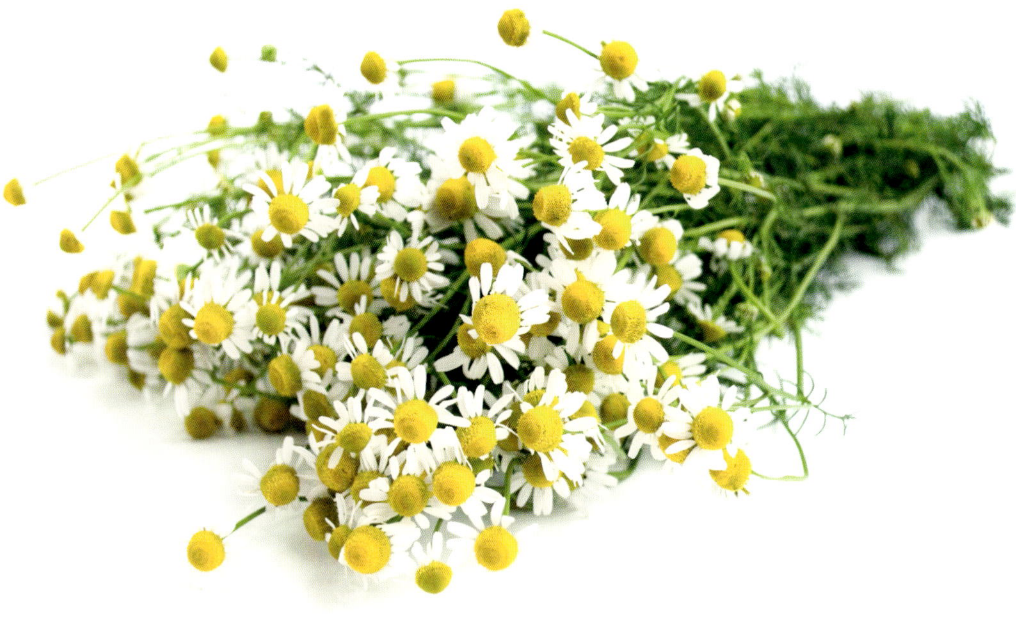

La camomille romaine

Chamaemelum nobile • Partie distillée : fleur

- Plante herbacée de 30 cm de haut, pousse un peu partout dans les régions tempérées d'Europe, et tout particulièrement chez nous en Anjou.
- Tiges velues, feuilles vert clair très découpées, fleurs blanches à cœur jaune.
- Les fleurs sont cueillies à la main, une par une, la distillation est d'un rendement faible : 100 kg de fleurs pour 500 g d'huile essentielle, d'où son prix élevé.
- Autrefois, dédiée à Râ, en Égypte, symbolisait la vie, la lumière.
- Considérée comme la tisane des vieilles dames, contre les insomnies, les migraines, les inflammations des paupières.

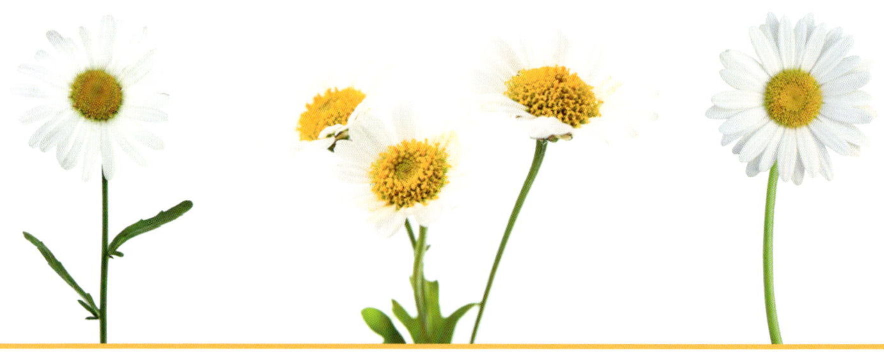

1

CAMOMILLE ROMAINE : contre irritations de la peau, troubles de la digestion, vers intestinaux, névralgies, troubles nerveux, insomnies

2

CAMOMILLE ALLEMANDE (matricaire) : très anti-inflammatoire et antiallergique (surtout problèmes de peau), hormone-like (lutte contre les problèmes féminins)

3

CAMOMILLE MAROCAINE (orménie) : antidépressive, anti-IST (infections sexuellement transmissibles)

PRÉ-ANESTHÉSIANTE

SOULAGE les démangeaisons de toutes origines

CALME LES MAUX DE DENTS chez les tout-petits

SÉDATIVE, antispasmodique, pour les enfants agités et les adultes anxieux

UTILISATION

À RESPIRER

- Posez 1 goutte sur chaque poignet et respirez profondément.
- Posez 2 gouttes sur l'oreiller au coucher.
- Posez 2 gouttes sur un mouchoir à respirer.
- Respirez à même le flacon ouvert.

Meilleures associations :
petit grain bigaradier, lavande officinale, marjolaine des jardins.

À APPLIQUER

- Posez 2 gouttes pures sur le plexus solaire, le long de la colonne vertébrale, sur la voûte plantaire ou sur les poignets pour une action « flash » anti-troubles nerveux.
- Posez 2 gouttes pures sur les tempes, le front, les sinus (selon) en cas de névralgie.

Meilleures associations :
menthe poivrée, lavande officinale.

À VERSER DANS LE BAIN

- Diluez 15 gouttes (adulte), 10 gouttes (enfant), 5 gouttes (bébé) dans 1 cuillère à soupe de base pour bain, ou 1 verre de sels de bain, ou à défaut dans un verre de lait entier. Versez dans le bain déjà coulé à 38 °C (bain calmant). Restez-y 20 minutes, ne vous rincez pas.

À AVALER

- Posez 2 gouttes pures sous la langue, à renouveler 2 heures après (choc nerveux).
- Posez 2 gouttes dans ½ cuillère à café d'huile d'olive ou de miel (diluez alors le tout dans une tisane).
- Posez 2 gouttes sur 1 comprimé neutre (pour éviter sucre, calories/en pharmacie).

Agitation, angoisse

Appliquez 3 à 4 gouttes pures sur le plexus solaire, la face interne des poignets, la voûte plantaire et le long de la colonne vertébrale.

Agitation chez l'enfant

Mélangez 1 goutte d'HE de camomille romaine, 1 goutte d'HE de lavande officinale et 2 gouttes d'HV d'amande douce.

Appliquez ce mélange sous la voûte plantaire ou sur le plexus solaire. À renouveler si nécessaire.

À savoir
L'hydrolat*, très faiblement concentré, est tout à fait adapté à l'usage pédiatrique. Versez 1 cuillère à café d'HA (hydrolat aromatique) de camomille dans le biberon d'eau pour calmer nerfs et coliques.

* Attention : ne pas confondre hydrolat et huile essentielle.

Choc affectif

3 gouttes appliquées sur le plexus solaire lèvent immédiatement le trouble.

Colique

Mélangez 2 gouttes d'HE de camomille romaine et 5 gouttes d'HV d'amande douce.

Massez le ventre et le bas du dos avec ce mélange, 3 fois par jour.

Stress

Appliquez 3 à 4 gouttes pures sur le plexus solaire, la face interne des poignets, la voûte plantaire et le long de la colonne vertébrale, et renouvelez si besoin.

Cystalgie

Appliquez 5 gouttes pures sur le bas-ventre et renouvelez 4 fois dans la journée, pendant 5 jours.

Attention !
Nous parlons bien ici des cystites d'origine nerveuse, généralement liées à un problème psychologique ou relationnel. Il n'y a donc aucun germe en cause. Pour les cystites « avec germe », la camomille n'est pas l'huile essentielle appropriée.

Insomnie

Au moment du coucher, appliquez 2 gouttes sur le poignet et respirez, ou inhalez directement le flacon ouvert le temps de 4 à 5 inspirations profondes.

Appliquez quelques gouttes pures sur le plexus solaire, sous la voûte plantaire, sur la nuque et le long de la colonne vertébrale tous les soirs au coucher.

LE COIN DE L'EXPERT

Utilisez l'hydrolat de camomille en bains d'yeux si irritations, et en applications larges sur la peau en cas de démangeaisons généralisées.

Pour traiter les vers intestinaux (ascaris, oxyures, etc.), la voie rectale sera nécessaire : il faudra alors faire préparer des suppositoires aroma à l'officine.

L'huile essentielle obtenue à la sortie de l'alambic est légèrement bleu pâle. Elle vire avec le temps au jaune pâle. Son odeur et sa saveur sont douces, rafraîchissantes, fruitées.

Hyperémotivité

Mélangez 1 goutte d'HE de camomille romaine, 1 goutte d'HE de néroli et 5 gouttes d'HV d'amande douce.

Appliquez ce mélange sur le plexus solaire et la voûte plantaire 2 fois par jour.

Le citron

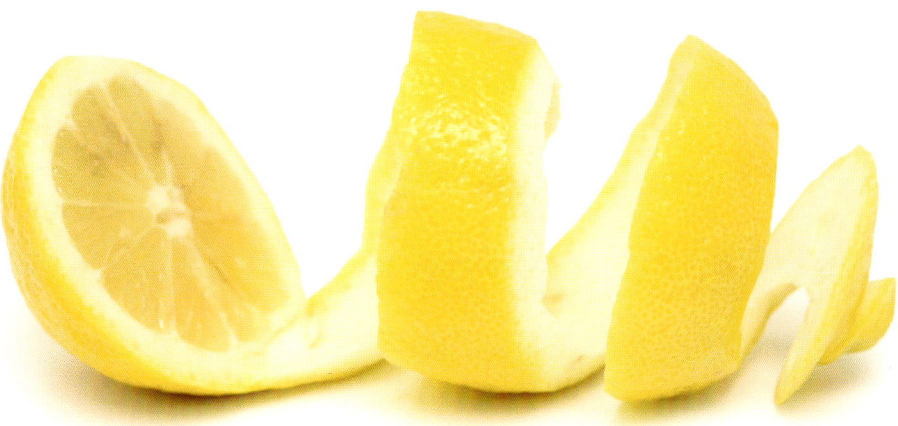

Le citron

Citrus limonum • Partie distillée : écorce du fruit

- Originaire de Chine et d'Inde, le citronnier est un arbuste hybride du cédrat, de la lime et du pamplemousse.
- Corse, Sicile, Italie, Espagne, Menton rivalisent de savoir-faire pour fournir les meilleurs citrons du monde. Ils exhalent un parfum frais, typique, fruité.

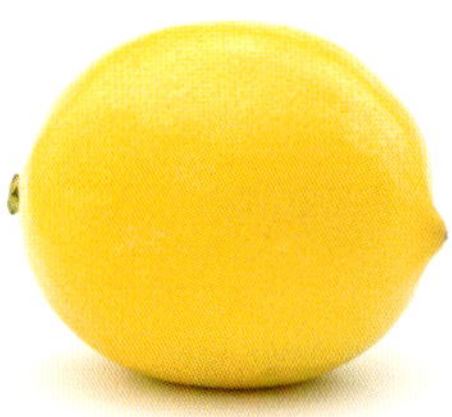

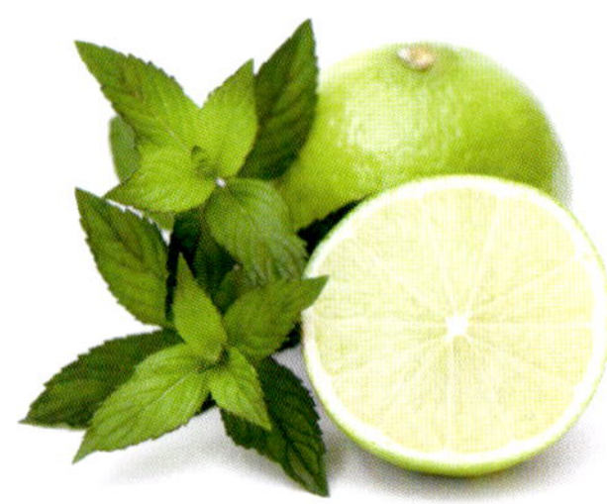

1

LE CITRON : antifatigue, soigne les troubles digestifs, antiseptique atmosphérique

2

LA LIME : excellent anti-inflammatoire.

3

LA BERGAMOTE : induit le sommeil.

VÉRITABLE CONTREPOISON :
tonique hépatique, elle est antinauséeuse

REMÈDE PHARE
des infections respiratoires

ASSAINIT L'AIR
bon pour les asthmatiques, antimicrobes

ANTICOAGULANTE
favorise la circulation du sang

UTILISATION

À RESPIRER

- Diffusez 10 gouttes en 20 minutes contre les odeurs de cuisine, de tabac, etc.
- Diffusez 10 gouttes pendant 20 minutes, matin et soir, en prévention de la grippe.
- Diffusez 5 gouttes 10 minutes toutes les heures en traitement d'affections respiratoires.

Meilleures associations : eucalyptus radié, ravintsara.

À APPLIQUER

- Concentration de référence : versez 1 goutte + 5 gouttes d'autres HE + 5 gouttes d'huile végétale. Évitez l'exposition solaire après.
- Posez 1 goutte pure sur une mèche de coton et introduisez-la dans le nez ou l'oreille infectés.
- Ajoutez 1 goutte à votre crème pour éclaircir le teint.

Meilleures associations : géranium rosat, palmarosa, lavande officinale.

À VERSER DANS LE BAIN

- Diluez 15 gouttes (adulte) dans 1 cuillère à soupe de base pour bain, ou 2 cuillères à soupe de sels de bain, ou à défaut dans un verre de lait entier. Versez dans le bain déjà coulé, à une eau de 35 à 37 °C (bain tonifiant). Restez-y 10 minutes le matin, et c'est parti pour une journée pleine d'énergie.
- Ajoutez 3 gouttes dans votre dose de gel douche.

À AVALER

- Posez 1 goutte dans ½ cuillère à café de miel, diluez le tout dans une tisane ou non.
- Posez 1 goutte sur 1 sucre de canne.
- Posez 1 goutte sur 1 comprimé neutre (en pharmacie).
- Posez 1 goutte directement sous la langue (pénétration perlinguale, instantanée, pour usage SOS).
- Cuisine : 1 goutte par personne et par portion.

Foie

Versez 2 gouttes sur 1 comprimé neutre et laissez fondre en bouche 3 fois par jour, pendant 15 jours.

Lendemains de fête

Versez 1 goutte d'essence de citron et 1 goutte d'HE de menthe poivrée sur 1 comprimé neutre et laissez fondre en bouche 2 ou 3 fois dans la journée.

Mononucléose

Versez 1 goutte d'essence de citron et 1 goutte d'HE de cannelle de Ceylan sur ¼ de cuillère à café de miel (ou ½ sucre ou ½ cuillère à café d'HV d'olive) et laissez fondre en bouche 3 fois par jour pendant 20 jours.

Rétention d'eau

Versez 2 gouttes sur 1 comprimé neutre et laissez fondre en bouche matin et soir les jours où vous vous sentez gonflée, souvent les 4 ou 5 jours qui précèdent les règles.

LE COIN DE L'EXPERT

En Grande-Bretagne, des chercheurs travaillent sur l'action antitumorale (= anticancer) de l'essence de citron.

Mal des transports

Enfant de - de 7 ans :
versez 1 goutte sur ½ sucre et laissez fondre en bouche 2 ou 3 fois pendant la durée du trajet.

Verrues

Posez 1 goutte d'essence de citron et 1 goutte d'HE de sarriette des montagnes strictement sur la verrue (sans déborder) matin et soir pendant 3 à 4 semaines.

LE COIN DE L'EXPERT

Comme toutes les essences d'agrumes, celle de citron est fragile : mieux vaut la conserver au frais, et maximum 3 ans.

Le citron est l'incarnation de la propreté, de l'hygiène, de la fraîcheur.
Il prend soin de la maison, du sol au plafond.

Une étude japonaise annonce une baisse de la moitié des cas de refroidissements (et donc de rhume) sur le lieu de travail, par le simple fait de diffuser de l'essence de citron !
Et, au passage, d'un meilleur rendement professionnel, forcément.

Les eucalyptus

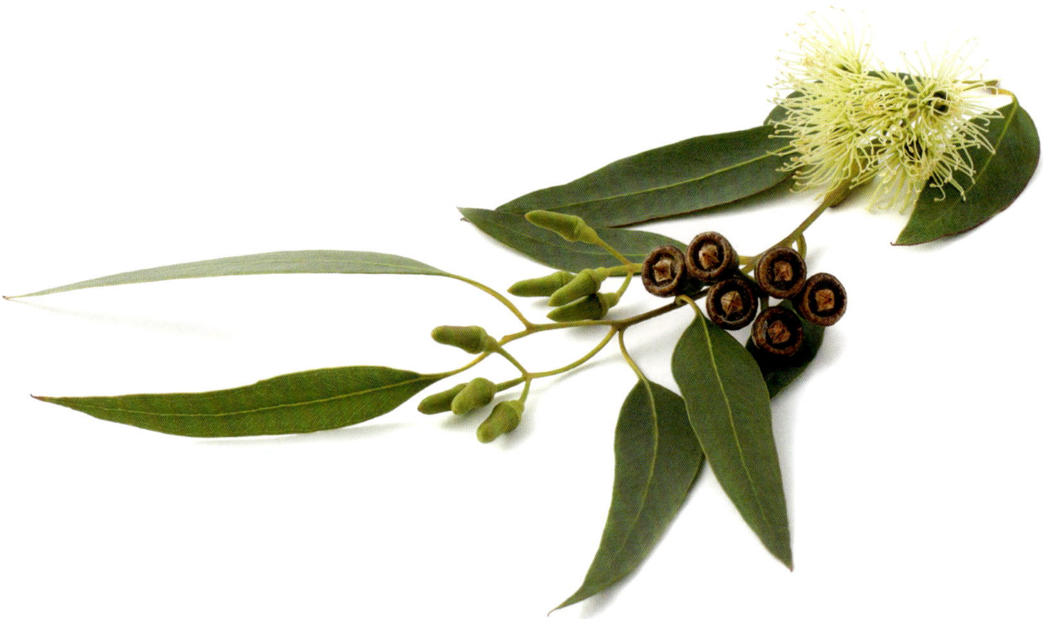

L'eucalyptus radié

Eucalyptus radiata • Partie distillée : feuilles

- Arbre, famille des Myrtacées, d'origine australienne qui peut atteindre 30 mètres de hauteur. Il fait le régal des koalas.
- Existe plus de 500 espèces dans le monde.
- Les Aborigènes s'en servaient pour soigner leurs blessures et tous états fébriles.
- Assainit les régions marécageuses infestées par la malaria, d'où son surnom « arbre à fièvre ».
- Dégage des parfums puissamment anti-infectieux.
- Odeur forte, camphrée, fraîche, très agréable.
- Bon rendement : 100 kg de feuilles donnent 2 kg d'huile essentielle.

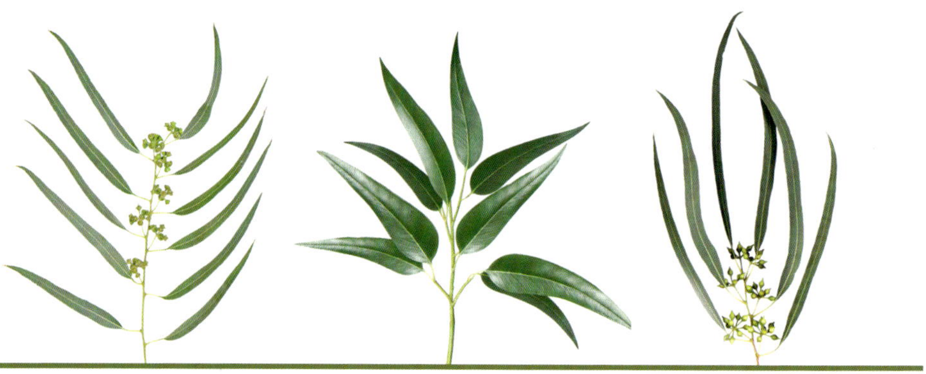

1. EUCALYPTUS RADIÉ affections respiratoires hautes (nez gorge oreilles)
2. EUCALYPTUS GLOBULEUX affections respiratoires basses (bronches, poumons)
3. EUCALYPTUS CITRONNÉ anti-inflammatoire, insectifuge
4. EUCALYPTUS POLYBRACTÉES À CRYPTONE antiviral
5. EUCALYPTUS MENTHOLÉ très mucolytique, lipolytique

DÉCONGESTIONNANT
des voies respiratoires, expectorant

INSECTIFUGE
(repousse les insectes)

ÉNERGISANT
(donne du tonus)

ANTIVIRAL
ANTIBACTÉRIEN, IMMUNOSTIMULANT

ANTISEPTIQUE POLYVALENT
(appareil respiratoire, voies urinaires, plaies cutanées)

UTILISATION

À RESPIRER

- Posez 3 gouttes sur un mouchoir à respirer.
- Respirez à même le flacon ouvert.
- Diffusion : 10 à 15 gouttes pour 20 minutes, 2 à 4 fois par jour selon les besoins.

Meilleures associations :
ravintsara, bois de Hô, niaouli.

À APPLIQUER

- Posez 3 gouttes d'HE diluées dans 3 gouttes d'HV sur le thorax, le dos, les sinus, autour des oreilles, sur le cou (ganglions) : partout où il y a inflammation et infection.

Meilleures associations :
saro, niaouli, bois de Hô.

À VERSER DANS LE BAIN

- Diluez 15 gouttes (adulte), 10 gouttes (enfant), 5 gouttes (bébé) dans 1 cuillère à soupe de base pour bain, ou 1 verre de sels de bain, ou à défaut dans 1 verre de lait entier. Versez dans le bain déjà coulé à 39 °C (maximum). Restez-y 20 minutes, ne vous rincez pas

À AVALER

- Posez 2 gouttes pures sous la langue, 2 ou 3 fois par jour.
- Posez 2 gouttes dans ½ cuillère à café de miel diluée dans une infusion.
- Posez 2 gouttes sur 1 comprimé neutre (pour éviter sucre, calories/en pharmacie), de l'huile d'olive, 3 fois par jour.

Angine

Posez 1 goutte directement sous la langue toutes les 4 heures.

Diluez 3 gouttes dans ½ verre d'eau et faites des gargarismes 3 à 4 fois par jour.

Demandez à votre pharmacien de préparer les suppositoires suivants :

	Bébé	Enfant	Adulte
HE *Eucalyptus radiata*	20 mg	35 mg	50 mg
HE *Thymus thujanoliferum*	35 mg	40 mg	50 mg
HV calendula	20 mg	20 mg	20 mg

Introduisez 1 suppositoire 3 fois par jour pendant 2 jours puis 2 fois par jour jusqu'à guérison.

Mélangez 2 gouttes d'HE d'eucalyptus radié et 2 gouttes d'HV d'amande douce.

Appliquez localement, en massage du cou et de la région des amygdales, 3 fois par jour.

Bronchite

Mélangez 1 goutte d'HE d'eucalyptus radié, 1 goutte d'HE de ravintsara et 2 gouttes d'HV d'amande douce.

Massez le thorax, le dos et la voûte plantaire avec ce mélange, 2 à 3 fois par jour.

Préparez une tisane de thym. Plongez-y 1 cuillère à café de miel dans laquelle vous aurez versé 1 goutte d'HE d'eucalyptus radié. Recommencez 2 à 3 fois par jour. C'est délicieux !

Mélangez 15 gouttes d'HE d'eucalyptus radié et 1 cuillère à soupe de base pour bain.

Plongez-vous dans un bon bain chaud (37/38 °C) pendant 20 minutes. Sortez du bain sans vous rincer, enveloppez-vous dans un peignoir chaud et allez vous coucher, bien emmitouflé dans une robe de chambre ou tout autre vêtement confortable et chaud.

Demandez à votre pharmacien de préparer les suppositoires suivants :

	Bébé	Enfant	Adulte
HE *Eucalyptus radiata*	20 mg	25 mg	50 mg
HE *Thymus linaloliferum*	30 mg	50 mg	100 mg
HV calendula	20 mg	20 mg	20 mg

Introduisez 1 suppositoire 3 fois par jour pendant 2 jours puis 2 fois par jour jusqu'à guérison.

Diffusez 10 gouttes d'HE pures grâce à un diffuseur 20 minutes dans la matinée, 20 minutes l'après-midi et 20 minutes le soir.

Fièvre

Pour les bébés et les enfants

Pour un bébé, mélangez 5 gouttes d'HE d'eucalyptus radié et 1 cuillère à soupe de base pour bain. Pour un enfant : 10 gouttes d'HE et 1 cuillère à café de base pour bain.

Plongez l'enfant dans un bain à sa température pendant 15 minutes sans réchauffer l'eau au cours du bain. Séchez-le sans le rincer et mettez-le ensuite bien au chaud, au lit.

Mélangez 1 goutte d'HE d'eucalyptus radié, 5 gouttes d'HE de ravintsara et 10 gouttes d'HV d'amande douce.

Massez le thorax et le dos avec ce mélange 3 fois par jour.

Les
géraniums

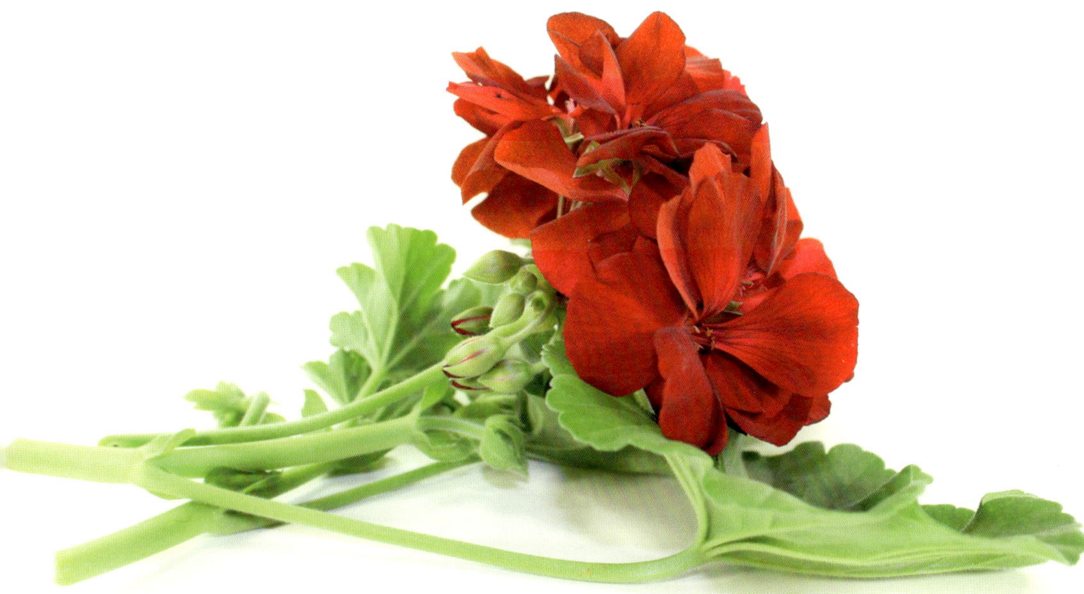

Le géranium

Pelargonium asperum = Pelargonium graveolens var. Égypte, Chine et var. Bourbon
Partie distillée : feuille

- Originaire d'Afrique du Sud, il est cultivé et acclimaté en Égypte, en Chine (premier producteur mondial), en Europe, en Afrique du Nord, à Madagascar, qui fournit la meilleure qualité, et sur l'île de La Réunion (variété Bourbon).
- Pousse de préférence dans les régions tropicales, sur les pentes côtières ou dans les dunes de sable exposées au soleil.
- Possède de longues feuilles vertes à trois lobes, très découpées, plus ou moins duveteuses, avec des nervures rougeâtres. Et des petites fleurs frêles, blanches, rosées ou pourpres, à 5 pétales.
- Fait partie de la famille des Géraniacées.

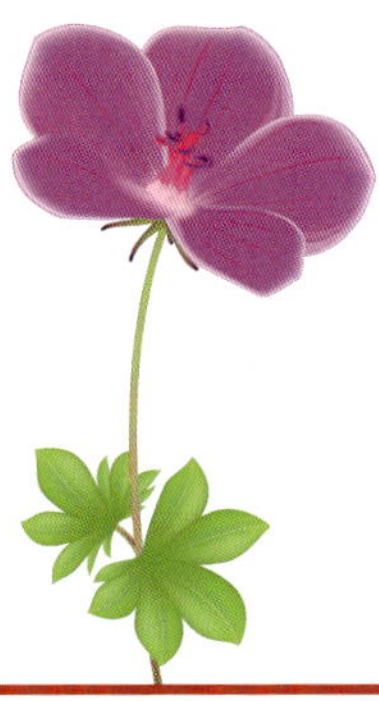

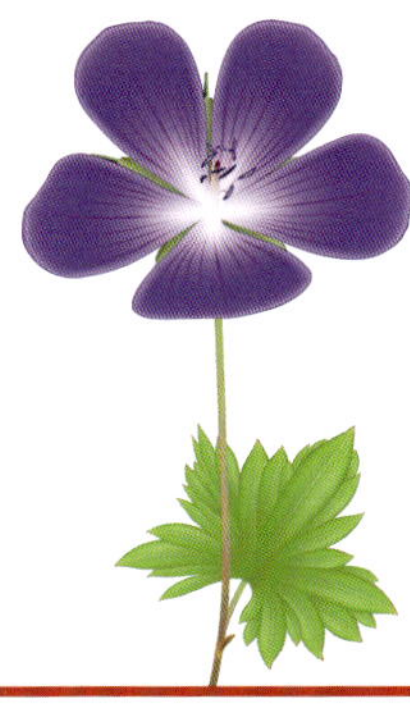

VARIÉTÉ ASPERUM CHINE ÉGYPTE

1. Anti-infectieux, antimycosique
2. Régénère la peau (usage dermato et cosméto)

VARIÉTÉ BOURBON LA RÉUNION

1. Utilisé en cosmétologie et dermatologie
2. Pour ses propriétés mentales, énergétiques, psycho-émotionnelles
3. Action régulatrice sur la glycémie (foie, pancréas)

ÉQUILIBRANTE
HORMONALE

HÉMOSTATIQUE
(STOPPE LES SAIGNEMENTS)

TONIQUE
CIRCULATOIRE ET LYMPHATIQUE

TRÈS ANTI-INFECTIEUSE
antibactérienne, antivirale et antifongique

SOIGNE LA PEAU
RÉGÉNÉRATRICE CELLULAIRE, TONIQUE ASTRINGENTE, ANTISEPTIQUE ET CICATRISANTE

UTILISATION

À RESPIRER

- Diffusez 10 gouttes en 20 minutes pour le plaisir.
- Diffusez 30 gouttes pendant 60 minutes, le soir, pour repousser les insectes.
- Diffusez 10 gouttes matin et soir en 20 minutes pour rééquilibrer le mental.

Meilleures associations :
lemongrass, citronnelle, arbre à thé, lavande officinale.

À APPLIQUER

- Concentration de référence : 2 gouttes d'HE pour 5 gouttes d'HV. Soins cosmétiques et dermatoses.
- Pour les zones cellulitiques : 2 ml d'HE dans 3 ml d'HV de calophylle.
- Posez 1 goutte pure sur une plaie.

Meilleures associations :
genièvre, cèdre de l'Atlas, citron, bois de Hô, ciste.

À VERSER DANS LE BAIN

- Diluez 15 gouttes (adulte) dans 1 cuillère à soupe de base pour bain. Versez dans le bain déjà coulé à 37-38 °C. Restez-y 20 minutes le soir, séchez-vous sans vous rincer.
- Fumigation : versez 6 gouttes dans un bol d'eau frémissante, spécial purification de la peau (acné, points noirs, teint terne…).

À AVALER

- Posez 1 goutte sur 1 comprimé neutre, 3 fois par jour pendant 10 jours (diabète).

ou

- Posez 1 goutte directement sous la langue (voie perlinguale).
- Cuisine (cocktails, tisanes) : 1 goutte par portion.

Dermatose

Diluez 1 goutte d'HE de géranium rosat et 1 goutte d'HE de lavande aspic dans 5 gouttes d'HV de calendula. Appliquez plusieurs fois par jour sur la zone malade, pendant 2 ou 3 jours.

Diabète

Versez 1 goutte d'HE de géranium Bourbon sur 1 comprimé neutre (ou dans un peu d'huile d'olive) et laissez fondre en bouche aux 3 repas pendant 10 jours. Arrêtez 10 jours, recommencez, etc. (10 jours oui, 10 jours non).

Attention :
ce traitement ne remplace pas vos médicaments antidiabète prescrits par votre médecin mais peut permettre d'en réduire les doses.

Eczéma

(enfant 3-12 ans)

Diluez 1 goutte d'HE de géranium rosat et 1 goutte d'HE de camomille romaine dans 4 gouttes d'HV de bourrache. Appliquez localement 3 fois par jour jusqu'à nette amélioration.

(ado de + de 12 ans et adulte)

Diluez 2 gouttes d'HE de bois de Hô et 2 gouttes d'HE de géranium rosat dans 5 gouttes d'HV de bourrache. Appliquez localement 3 fois par jour pendant 10 à 15 jours.

(femmes enceintes)

Diluez 3 gouttes d'HE de géranium rosat dans 10 gouttes d'HV de bourrache. Appliquez localement 2 fois par jour pendant 10 jours.

Gencives qui saignent douloureuses

Diluez 1 goutte d'HE de géranium rosat et 1 goutte d'HE de ciste ladanifère dans 2 gouttes d'HV de millepertuis. Massez la gencive avec ce mélange 3 fois par jour, pendant 4 à 5 jours.

Impétigo

Diluez 1 goutte d'HE de géranium rosat, 1 goutte d'HE d'arbre à thé et 1 goutte d'HE de bois de Hô dans 5 gouttes d'HV de jojoba. Appliquez localement 3 fois par jour pendant 15 jours.

LE COIN DE L'EXPERT

Il existe une centaine de variétés de géraniums, la plupart étant sans odeur ou presque, seule une petite dizaine fournit de l'huile essentielle.

Saignement de nez

Versez 2 gouttes d'HE de géranium rosat sur une mèche de coton. Introduisez dans la narine qui « fuit ». Pressez l'aile du nez avec le doigt pendant quelques minutes, laissez 1 heure en place puis retirez en douceur.

LE COIN DE L'EXPERT

Pour un massage corporel complet, pour le plaisir et l'équilibre nerveux : 5 gouttes d'HE pour 2 cuillères à café d'HV.

Bain anti-pieds secs

Mélangez 1 goutte d'HE de géranium rosat, 1 goutte d'essence de citron et 3 gouttes d'HE de lavande officinale dans une 1 cuillère à café de base pour bain. Versez le mélange dans une bassine d'eau bien chaude. Baignez vos pieds pendant 20 minutes. Essuyez minutieusement vos pieds, puis massez-les avec de l'HV de macadamia jusqu'à pénétration complète.

Eau de Cologne

Dans un flacon-spray d'une contenance de 125 ml, versez 15 ml d'hydrolat de rose, 15 ml d'hydrolat de fleurs d'oranger, 30 gouttes d'HE de lavande officinale, 15 gouttes d'essence de citron, 10 gouttes d'HE de romarin à cinéole, 35 gouttes d'HE de marjolaine et 25 gouttes d'HE de géranium. Complétez avec de l'alcool à 70° (en pharmacie, sans ordonnance). Remuez bien puis laissez reposer 15 jours à l'abri de la lumière.

Huile évasion (pieds)

Versez 5 gouttes d'HE de lavande officinale et 5 gouttes d'HE de géranium rosat dans 5 ml d'HV de macadamia, mélangez. Appliquez le soir sur et sous les pieds, en insistant sur le talon et les zones calleuses.

Peau grasse

Versez 1 goutte d'HE de géranium rosat dans votre dose de crème hydratante, appliquez le matin après la toilette.

Relâchement de la peau

Diluez 2 gouttes d'HE de géranium rosat et 2 gouttes d'HE de ciste ladanifère dans ½ cuillère à café d'HV d'argan. Massez la zone concernée chaque jour après la toilette.

Vinaigre de toilette

Versez dans un bocal 30 ml de vinaigre de cidre, 3 gouttes d'HE de géranium rosat, 2 gouttes d'HE de lavande officinale, 2 gouttes d'HE de rose de Damas. Fermez le bocal et laissez reposer 15 jours en agitant de temps en temps. Utilisez-le à la place de votre tonique lorsque votre teint est plus terne.

Sauna esprit clair

Versez 2 gouttes d'HE de géranium rosat, 2 gouttes d'HE de basilic et 2 gouttes d'HE de romarin à cinéole dans 300 ml d'eau, puis versez sur la source de chaleur et procédez à votre sauna pendant 10 minutes, 2 fois par semaine.

Huile antirides

Dans un flacon d'une contenance de 30 ml avec bouchon, mélangez 10 gouttes d'HE de géranium rosat, 10 gouttes d'HE de ciste ladanifère, 5 gouttes d'HE de romarin à cinéole, 10 gouttes d'HE de carotte, et complétez d'HV de germe de blé. Chaque soir, appliquez une petite quantité d'huile sur votre visage toiletté. Cette huile se conserve très bien à condition de bien reboucher le flacon.

L'hélichryse

italienne

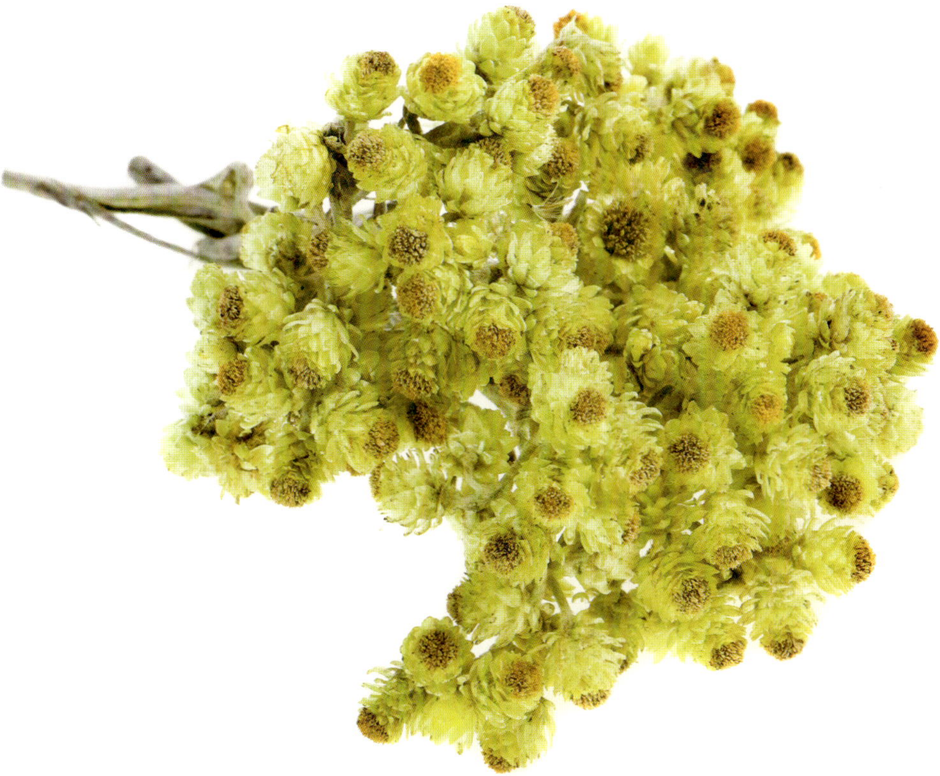

L'hélichryse italienne (= immortelle)

Helichrysum italicum • Partie distillée : sommité fleurie

- 50 centimètres de hauteur.
- De la même famille que les camomilles.
- Fleurit en jaune d'or au début de l'été.
- Elle ne fane jamais (se conserve très longtemps en bouquet séché).
- Découverte pour la première fois en Italie (aujourd'hui, celle de Corse est la meilleure).
- Hélios = soleil, chrysos = or.

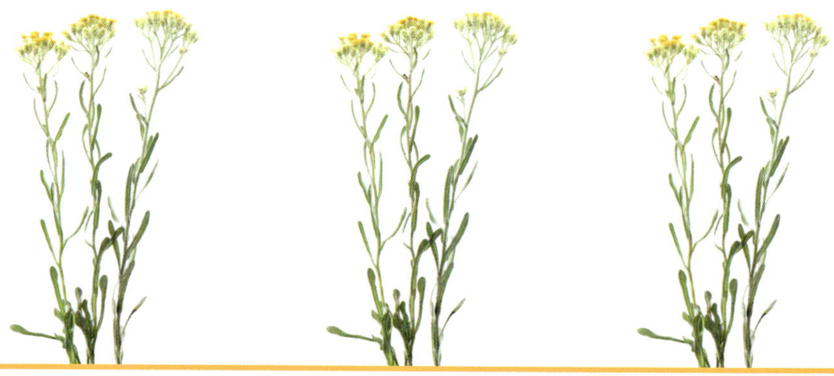

1 — L'INFIRMIÈRE de l'hématome (bleu)

2 — RÉPARATRICE DE LA PEAU : cicatrice, chirurgie, couperose

3 — CONTRE LES TROUBLES de la circulation

ANTIDOULEUR
ANTI-INFLAMMATOIRE, ANTISPASMODIQUE

ANTIHÉMATOME
EXCEPTIONNELLE

RÉGULARISE
CHOLESTÉROL ET TENSION ARTÉRIELLE

CICATRISANTE
désclérosante, anticouperose, anticrevasse

STIMULE
FOIE ET PANCRÉAS (TROUBLES MÉTABOLIQUES)

UTILISATION

À APPLIQUER

- 1 à 3 gouttes pures sur un hématome le 1er jour, (toutes les heures). À partir du 2e jour, 2 gouttes diluées dans 5 gouttes d'HV d'arnica — si pas de plaie — pendant 4 jours.
- Diluez 5 gouttes dans 5 gouttes d'HV d'arnica, appliquez en massages doux sur la zone douloureuse, 3 fois par jour.

Meilleures associations :
lentisque pistachier, gaulthérie couchée.

À VERSER DANS LE BAIN

- Si contusions multiples, diluez 15 gouttes (adulte), 10 gouttes (enfant), 5 gouttes (bébé) dans 1 cuillère à soupe de base pour bain, ou 1 verre de sels de bain, ou à défaut un verre de lait entier. Versez dans le bain déjà coulé à 38 °C (bain calmant). Restez-y 20 minutes, ne vous rincez pas.

À AVALER

- En cas de troubles métaboliques, posez 1 goutte sur 1 comprimé neutre. Avalez aux trois repas, sur périodes courtes, maximum 3 semaines.

Acouphènes

Appliquez 2 gouttes en massage autour de l'oreille 3 fois par jour jusqu'à amélioration sensible.

Arthrite

Dans un flacon de 10 ml, mélangez 1 ml d'HE d'hélichryse italienne, 2 ml d'HE de gaulthérie couchée, 1 ml d'HE d'eucalyptus citronné, 1 ml d'HE de laurier noble et 5 ml d'HV de millepertuis.

Avec 5 à 6 gouttes du mélange, massez le ou les membres atteints pendant 1 minute. Renouvelez 3 fois par jour jusqu'à amélioration.

Arthrose

Dans un flacon de 10 ml, mélangez 1 ml d'HE d'hélichryse italienne, 2 ml d'HE de gaulthérie couchée, 1 ml d'HE de laurier noble, 1 ml d'HE de menthe poivrée et 5 ml d'HV de millepertuis.

Avec quelques gouttes de ce mélange, massez le ou les membres douloureux pendant 1 minute. Renouvelez 3 fois par jour jusqu'à amélioration.

LE COIN DE L'EXPERT

Il faut 1 tonne de sommités fleuries pour obtenir moins de 2 litres d'HE, donc ne soyez pas étonné de son prix, un peu élevé.

Bleus, bosses, hématomes

Appliquez 1 ou 2 gouttes pures sur l'endroit du coup le plus rapidement possible et renouvelez 2 à 3 fois toutes les 10 minutes.

Si le bleu est de grande taille et récent, mélangez dans un flacon compte-gouttes 1 ml d'HE d'hélichryse italienne, 2 ml d'HE de laurier noble et 2 ml d'HV d'arnica si la peau n'est pas abîmée ou 2 ml d'HV de calendula si la peau est abîmée.

Appliquez 4 à 6 gouttes du mélange sur la zone concernée 3 fois par jour.

LE COIN DE L'EXPERT

On l'utilisait déjà pour cicatriser les plaies et guérir les traumatismes lors des combats des gladiateurs au glaive et à la fronde. Aujourd'hui elle a migré dans les salles de sport et les jardins d'enfants pour soigner les bobos et effacer les bleus. On l'appelle volontiers l'huile du boxeur.

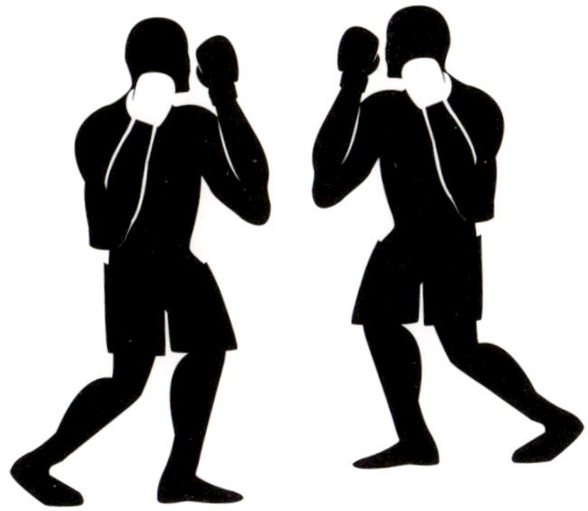

Cholestérol

Mélangez 1 ml d'HE d'hélichryse italienne, 1 ml d'HE de romarin à verbénone, 1 ml d'HE de lédon du Groënland.

Avalez 1 goutte du mélange matin, midi et soir sur 1 comprimé neutre pendant 3 semaines, arrêtez 1 semaine, reprenez. Faites évaluer vos nouveaux taux.

Coup de soleil

Mélangez 1 goutte d'HE d'hélichryse italienne, 1 goutte d'HE de lavande aspic et 10 gouttes d'HV de calendula.

Appliquez sur la zone rougie 3 à 4 fois par jour pendant 2 à 3 jours.

Déchirure musculaire

Mélangez 1 goutte d'HE d'hélichryse italienne, 2 gouttes d'HE de gaulthérie couchée, 2 gouttes d'HE de laurier noble, 2 gouttes d'HE de lavandin super et 10 gouttes d'HV d'arnica.

Massez la zone lésée, avec la main la plus légère possible, 3 fois par jour jusqu'à disparition de la douleur. Appliquez serait un mot plus juste, car il n'est pas question d'aller pétrir un muscle déjà traumatisé.
Prenez votre temps et, surtout, ne vous faites pas mal. La chaleur des mains sur la peau favorise la pénétration des huiles essentielles.

LE COIN DE L'EXPERT

Son odeur est enivrante : foin, miel, maquis corse…

Diabète

Dans un flacon de 5 ml, mélangez 0,5 ml d'HE d'hélichryse, 1 ml d'HE de carotte, 1 ml d'HE de géranium Bourbon, 1 ml d'HE de romarin à verbénone, 1,5 ml d'essence de citron zeste.

Versez 2 gouttes de ce mélange dans 1 cuillère à café d'huile d'olive, et laissez fondre en bouche matin, midi et soir, avant ou juste à la fin du repas. Continuez pendant 3 semaines, arrêtez 1 semaine, reprenez 3 semaines. Faites un bilan comparatif de votre glycémie avant de recommencer deux séries de 3 semaines espacées de 8 jours si le bilan indique un meilleur résultat.

Engelure, crevasse (lèvres, seins)

Mélangez 2 gouttes d'hélichryse italienne et 2 gouttes d'HV de calendula.

Appliquez du bout des doigts sur la zone malade, 3 fois par jour.

Entorse, foulure

Appliquez du froid si possible immédiatement : en gel (produits vendus en pharmacie) ou simplement sous forme de glace, afin de limiter au maximum l'inflammation.

Puis appliquez 3 gouttes pures d'HE sur la cheville ou le poignet, passez simplement le doigt sur la peau en évitant toute aggravation de la douleur.

Escarre

Mélangez 1 goutte d'HE d'hélichryse italienne, 2 gouttes d'HE de lavande officinale, et ½ cuillère à café d'HV de rose musquée.

Appliquez matin et soir sur la zone malade pendant plusieurs semaines, jusqu'à guérison complète.

Goutte

Mélangez 1 goutte d'HE d'hélichryse italienne, 1 goutte d'HE de gaulthérie couchée, 1 goutte d'HE de genévrier, 1 goutte d'HE de menthe poivrée et 5 gouttes d'HV de millepertuis

Appliquez en massages légers sur les articulations douloureuses 3 fois par jour pendant 5 à 7 jours.

Jambes lourdes

Dans un flacon de 5 ml, mélangez 10 gouttes d'HE d'hélichryse italienne, 10 gouttes d'HE de cyprès de Provence, 10 gouttes d'HE de lentisque pistachier et 4 ml d'HV de calophylle.

Appliquez une dizaine de gouttes du mélange sur chaque jambe et massez des chevilles jusqu'aux cuisses matin et soir après la douche fraîche.

Lumbago

Mélangez 3 gouttes d'HE d'hélichryse italienne, 3 gouttes d'HE de gaulthérie couchée et 10 gouttes d'HV d'arnica.

Massez le bas du dos sur toute la zone bloquée. Prenez votre temps, et surtout ne vous faites pas mal. La chaleur des mains sur la peau favorise la pénétration des huiles essentielles. Non au froid, aux pièces fraîches, aux courants d'air dans le dos ! Recommencez l'application 3 à 5 fois par jour, puis espacez jusqu'à amélioration franche. Continuez ensuite 2 fois par jour, jusqu'à élimination totale de la douleur.

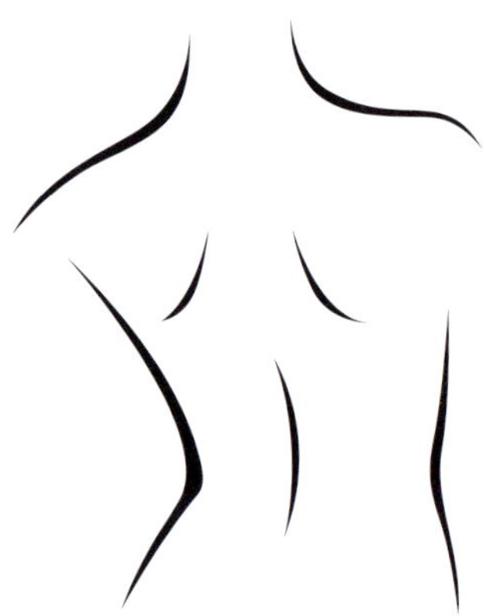

Maladie de Raynaud

Mélangez 2 gouttes d'HE d'hélichryse italienne, 2 gouttes d'HE de lentisque pistachier et 5 gouttes d'HV de calophylle.

Massez l'extrémité des pieds et des mains, matin et soir jusqu'à amélioration.

Muscle (douleur)

Mélangez 1 goutte d'HE d'hélichryse italienne, 2 gouttes d'HE de romarin à camphre, 2 gouttes d'HE d'eucalyptus citronné et 5 gouttes d'HV d'arnica.

Massez localement selon les besoins, 2 à 3 fois par jour pendant 2 jours.

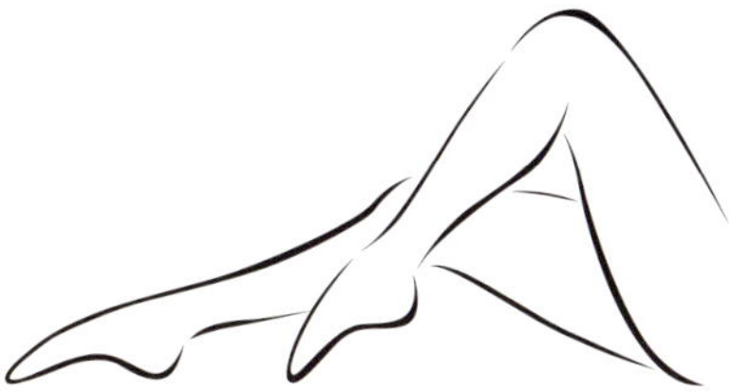

Mauvaise circulation

Mélangez 1 goutte d'HE d'hélichryse italienne, 2 gouttes d'HE de lentisque pistachier, 2 gouttes d'HE de cyprès de Provence et 10 gouttes d'HV de calophylle.

Appliquez en massages des jambes 2 à 3 fois par jour.

Névralgie

Mélangez 1 goutte d'HE d'hélichryse italienne, 1 goutte d'HE de camomille romaine, 1 goutte d'HE de lavande aspic.

Appliquez sur la zone douloureuse. Répétez si nécessaire.

Phlébite

Mélangez 2 gouttes d'HE d'hélichryse italienne, 2 gouttes d'essence de citron, 2 gouttes d'HE de lentisque pistachier et 6 gouttes d'HV de calophylle.

Appliquez avec douceur le long de la veine bouchée, 3 à 4 fois par jour pendant 20 jours, ou plus longtemps si nécessaire.

Sciatique

Mélangez 2 gouttes d'HE d'hélichryse italienne, 2 gouttes d'HE de gaulthérie couchée, 2 gouttes d'HE de laurier noble, 2 gouttes d'HE de lavandin super et 10 gouttes d'HV de millepertuis.

Massez légèrement le long du trajet nerveux (appliquez serait un mot plus juste), 3 fois par jour jusqu'à guérison.

Prostate (prostatite)

Mélangez 1 goutte d'HE d'hélichryse italienne, 1 goutte d'HE de patchouli, 1 goutte d'HE de lentisque pistachier, 1 goutte d'HE de cyprès de Provence et 5 gouttes d'HV de calophylle.

Appliquez sur le bas-ventre 3 fois par jour pendant 10 jours, puis matin et soir pendant 10 jours. Renouvelez si besoin.

Œdème post-traumatique

Mélangez 2 gouttes d'HE d'hélichryse italienne, 1 goutte d'HE de gaulthérie couchée, 1 goutte d'HE de menthe poivrée et 5 gouttes d'HV d'arnica.

Appliquez en massages légers mais prolongés de toute la zone traumatisée, 2 à 3 fois par jour pendant 2 ou 3 jours.

Tendinite

Mélangez 2 gouttes d'HE d'hélichryse italienne, 2 gouttes d'HE de gaulthérie couchée, 1 goutte d'HE de menthe poivrée et 10 gouttes d'HV de millepertuis.

Appliquez 6 fois par jour les deux premiers jours au niveau de la zone douloureuse puis 3 fois par jour jusqu'à complète guérison.

Cicatrisation

Massez doucement la blessure avec 1 ou 2 gouttes, 3 fois par jour jusqu'à cicatrisation complète pendant une dizaine de jours si la plaie/la cicatrice est récente, plus longtemps si elle est ancienne.

Torticolis

Mélangez 1 goutte d'HE d'hélichryse italienne, 1 goutte d'HE de romarin à camphre, 1 goutte d'HE de gaulthérie couchée et 3 gouttes d'HV d'arnica.

Massez localement avec cette formule, 3 à 5 fois par jour pendant 2 à 3 jours.

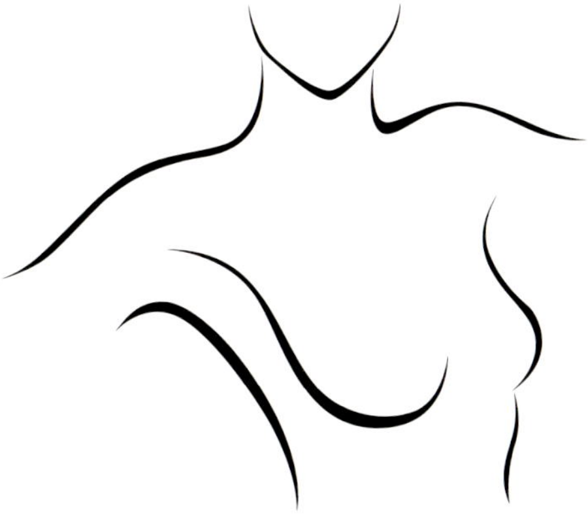

Cellulite

Dans un flacon de 10 ml, mélangez 20 gouttes d'HE d'hélichryse italienne, 35 gouttes d'HE de cèdre de l'Atlas et complétez d'HV de calophylle.

Appliquez 10 gouttes par zone à traiter en massages profonds, avant la douche. Triturez, pincez (sans vous faire mal, il s'agit juste de réveiller la région, pas de la punir !) les « poches » spécialement envahies.

La formule + complète si nécessaire

HE *Helichrysum italicum* = 1 ml
HE *Eucalyptus dives* = 1 ml
HE *Cedrus atlantica* = 3 ml
HE *Cupressus sempervirens* = 1 ml
HE *Juniperus communis* = 4 ml
HV noisette = 30 ml

Appliquez comme indiqué ci-contre. Supprimez le cyprès (*Cupressus sempervirens*) en cas de cancer du sein ou de l'utérus.

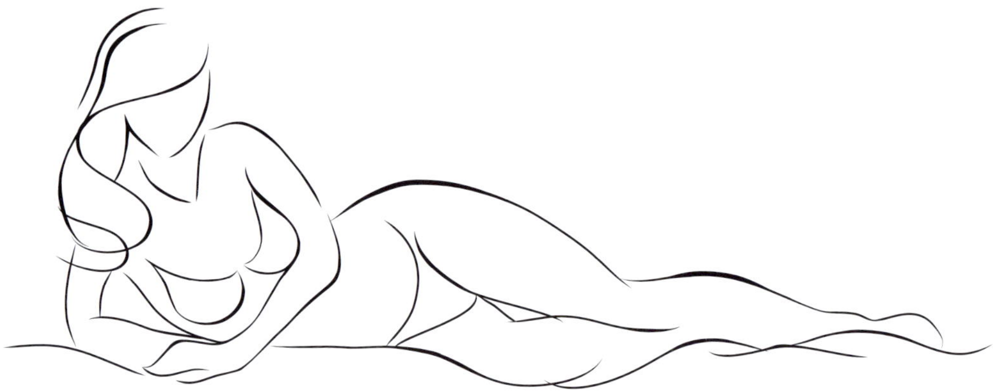

Chirurgie esthétique ou réparatrice

Appliquez 1 ou 2 gouttes pures en massages très légers sur la peau agressée, triturée, tuméfiée, bleuie 3 à 5 fois par jour pendant 2 à 3 jours, puis matin et soir jusqu'à disparition des bleus.

Si la surface à traiter est grande, mélangez 3 gouttes d'HE d'hélichryse italienne et 5 gouttes d'HV de calophylle.

Appliquez comme indiqué ci-contre (Cellulite).

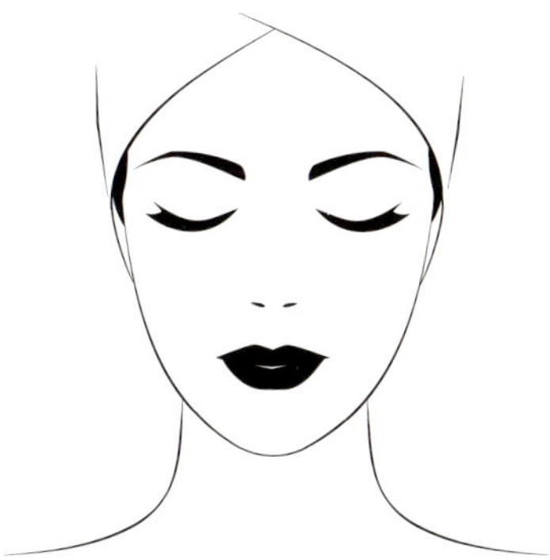

Couperose

Posez 1 goutte sur les petites veinules apparentes, matin et soir, jusqu'à amélioration.

Pour le visage, mélangez 1 goutte dans le creux de la main à la dose de crème de jour et de nuit.

Vergetures (soin)

Appliquez 2 gouttes le long de la vergeture, 2 fois par jour.

La formule + complète si nécessaire

Mélangez 2 gouttes d'HE d'hélichryse italienne, 2 gouttes d'HE de ciste ladanifère, 2 gouttes d'HE de géranium rosat et 1 cuillère à café d'HV de rose musquée.

Appliquez localement 2 fois par jour, après la toilette sur toute la longueur de la vergeture, massez bien et longuement. Poursuivez 2 à 3 semaines.

Le laurier noble

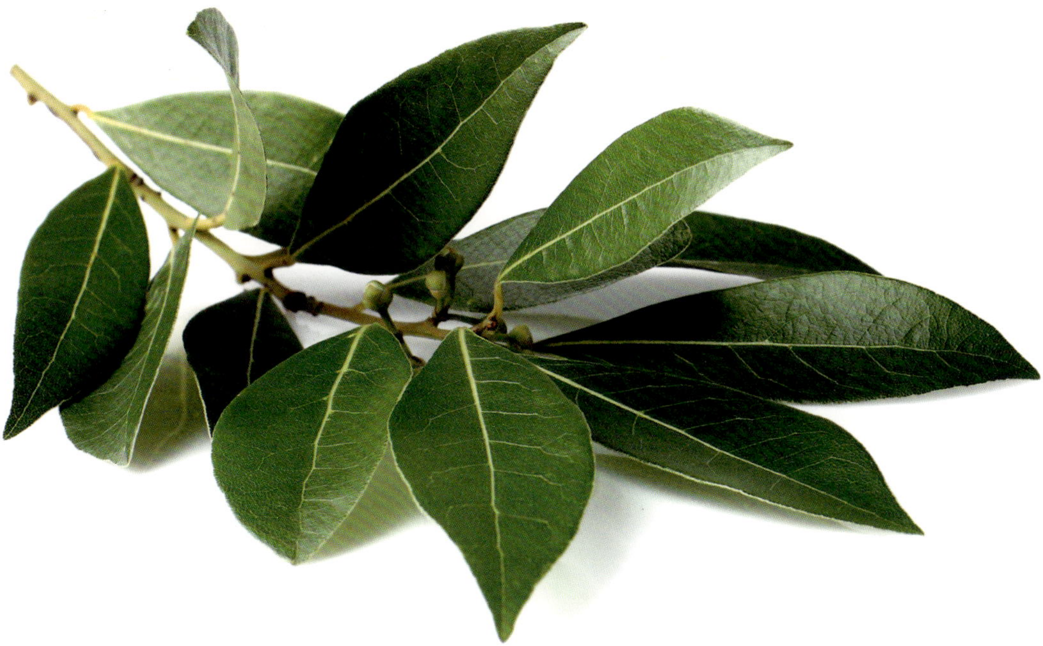

Le laurier noble (laurier-sauce)

Laurus nobilis • Partie distillée : feuille

- Arbre de 15 mètres de haut, mais souvent maintenu en culture naine.
- Rien à voir avec le laurier-rose dont l'huile essentielle serait toxique.
- Le laurier noble entre dans la composition du bouquet garni en cuisine avec le thym, l'origan, etc.
- Symbole du triomphe, de la réussite, c'est la couronne de César.

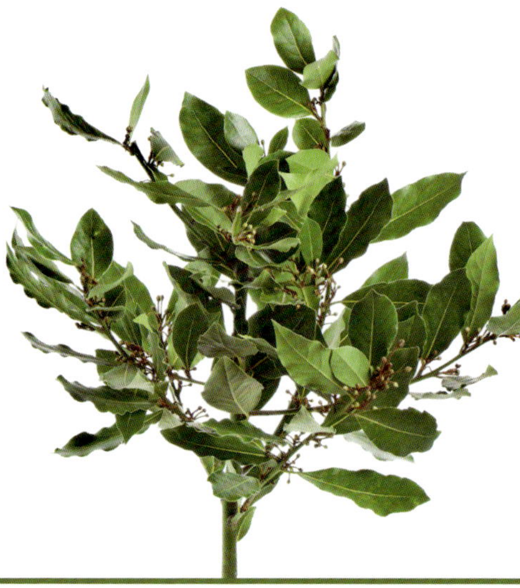

1. CALME la peur des examens, de rater, manque de confiance en soi
2. ANTI-APHTE, gingivite
3. ANTIGRIPPE, ANTIVIRAL
4. ANTIDOULEURS

ANTIBACTÉRIENNE
À TRÈS LARGE SPECTRE

ANTI-INFLAMMATOIRE,
ANTALGIQUE

ANTIMYCOSES
DE TOUT TYPE

TONIQUE TOUS AZIMUTS
physique, psychique, nerveuse, antidéprime

TRÈS IMMUNOSTIMULANTE

UTILISATION

À RESPIRER

- Respirez à même le flacon ouvert (on y croit, on va y arriver !).
- Posez 1 goutte sur chaque poignet et respirez profondément (flash super-confiance en soi).

Meilleures associations :
romarin à verbénone, basilic exotique.

À APPLIQUER

- Posez 2 gouttes diluées dans 3 gouttes d'HV sur le plexus solaire, le long de la colonne vertébrale, sur la voûte plantaire et sur les poignets pour une action « flash » énergisante.
- Posez 2 gouttes diluées dans 2 gouttes d'HV sur les aphtes, affections ou douleurs buccales, extraction ou poussée de dent de sagesse.

À VERSER DANS LE BAIN

- Diluez avec d'autres HE, à raison de 5 gouttes d'HE de laurier noble pour 15 gouttes d'HE totales (adulte), dans 1 cuillère à soupe de base pour bain, ou 1 verre de sels de bain. Versez dans le bain déjà coulé (bain anti-inflammatoire). Restez-y 20 minutes, ne vous rincez pas.

Meilleures associations :
romarin à camphre, eucalyptus citronné.

À AVALER

- Posez 1 goutte sur 1 comprimé neutre à sucer (infections respiratoires ou colite).
- En cuisine, 1 goutte par portion (ragoût, pot-au-feu, poisson grillé…).

Meilleures associations :
usage culinaire – thyms, romarins (façon bouquet garni).

Abcès

Versez 3 gouttes sur une compresse humide chaude et appliquez plusieurs fois par jour durant 1 jour ou 2 sur l'abcès pour le faire mûrir, puis après l'avoir vidé 2 gouttes pures 3 fois par jour pendant 5 jours.

Posez 1 goutte sur un comprimé neutre et laissez fondre en bouche, 3 fois par jour pendant 5 jours.

Acné surinfectée, avec kyste sébacé, inflammation, etc.

Appliquez 1 goutte pure sur chaque bouton d'acné, matin et soir après la toilette.

Formule + complète si nécessaire

Mélangez 5 gouttes d'HE de laurier noble, 5 gouttes d'HE d'arbre à thé, 10 gouttes d'HE de lavande aspic et 2 ml d'HV de jojoba.

Appliquez 1 goutte de ce mélange sur chaque bouton d'acné, matin et soir après la toilette.

Commissure des lèvres fendillées (dermite péribuccale)

Mélangez 1 goutte d'HE de laurier noble et 1 goutte d'HV de rose musquée. Appliquez sur la commissure atteinte, 2 à 3 fois par jour, jusqu'à cicatrisation complète.

Aphte

Appliquez 1 goutte pure sur l'aphte 3 à 4 fois par jour jusqu'à guérison complète.

Eczéma variqueux

Eczéma qui se forme sur une varice enflammée, gonflée, ou qui complique une plaie variqueuse.

Dans un flacon de 10 ml, mélangez 1 ml d'HE de laurier noble, 1 ml d'HE de camomille romaine et 8 ml d'HV de calophylle.

Appliquez quelques gouttes 2 à 3 fois par jour sur l'eczéma.

Gingivite

(Parodontose et toutes les inflammations de l'intérieur de la bouche : stomatite, alvéolite, odontalgie buccale, etc.)

Mélangez 1 goutte d'HE de laurier noble, 1 goutte d'HE d'arbre à thé et 2 gouttes d'HV de calendula.

Massez les gencives et les zones lésées de la bouche avec ce mélange 4 fois par jour.

LE COIN DE L'EXPERT

Avant d'appliquer sur la peau, pratiquez systématiquement le test de tolérance : cette HE peut être allergisante et dermocaustique.

Escarre

Mélangez 2 gouttes d'HE de laurier noble, 2 gouttes d'HE de lavande officinale et 5 gouttes d'HV de calendula.

Appliquez sur les escarres 2 à 3 fois par jour.

Mycoses

Dans la bouche (muguet)

Mélangez 1 goutte d'HE de laurier noble et 2 gouttes d'HV de calendula.

Appliquez localement ce mélange, 3 fois par jour pendant 10 jours.

Sur les ongles

Appliquez 1 goutte pure localement, 3 fois par jour jusqu'à la guérison complète.

Sur la peau

Appliquez 1 goutte d'HE de laurier noble diluée dans 2 gouttes d'HV de jojoba, localement, 3 fois par jour jusqu'à la guérison complète.

Laissez fondre en bouche 1 goutte directement sous la langue, 3 fois par jour pendant 20 jours. Arrêtez 7 jours puis recommencez. Poursuivez le traitement pendant plusieurs mois si votre mycose est ancienne, en respectant toujours les pauses.

Sur les pieds

Mélangez 1 goutte d'HE de laurier noble à 3 gouttes d'HV de jojoba. Appliquez, 3 fois par jour pendant 15 jours minimum.

Vaginale

En ovules
Demandez au pharmacien de préparer :

HE *Laurus nobilis* = 50 mg
HE *Melaleuca alternifolia* = 80 mg
HE *Cymbopogon martinii* = 70 mg
HV millepertuis = 20 mg
Excipient qsp = 1 ovule

Pour 1 ovule n° 24, à renouveler. Insérez 1 ovule 2 fois par jour pendant 10 jours. Arrêtez 7 jours puis recommencez si nécessaire.

Laissez fondre en bouche 1 goutte directement sous la langue, 3 fois par jour pendant 20 jours. Arrêtez 7 jours puis recommencez. Poursuivez le traitement pendant 3 cures.

Verrue

Appliquez 1 goutte pure sur la verrue 3 fois par jour jusqu'à sa disparition.

Gastro-entérite

Enfants :
Mélangez 2 gouttes d'HE de laurier noble et 10 gouttes d'HV de jojoba.

Adultes :
Mélangez 4 gouttes d'HE de laurier noble et 10 gouttes d'HV de jojoba. Appliquez en massage sur l'abdomen 6 fois par jour

Formule + complète si nécessaire

Dans un flacon de 5 ml, mélangez 20 gouttes d'HE de laurier noble, 5 gouttes d'HE de menthe poivrée, 10 gouttes d'HE de basilic exotique et complétez d'HV de noisette. Appliquez 3 à 6 gouttes du mélange sur le ventre 2 à 3 fois par jour.

Arthrite

Mélangez 3 gouttes d'HE de laurier noble et 3 gouttes d'HV de noisette.

Massez localement avec ce mélange, et répétez 2 fois par jour.
Vous pouvez poursuivre le traitement pendant 2 à 3 semaines.

Formule + complète si nécessaire
Mélangez 5 gouttes d'HE de laurier noble, 10 gouttes d'HE de gaulthérie couchée, 10 gouttes d'HE de romarin à camphre et 5 ml d'HV d'arnica.

Massez localement 3 fois par jour.

Gripppe (et rhume)

Adultes :
Dans un flacon de 10 ml, versez 30 gouttes d'HE de laurier noble et complétez d'HV de macadamia.

Enfants :
Dans un flacon de 10 ml, versez 15 gouttes d'HE de laurier noble et complétez d'HV de macadamia.

Appliquez 10 gouttes sur le thorax et 10 gouttes dans le dos 6 fois par jour pendant 5 jours.

Mal de tête, migraine

Mélangez 1 goutte d'HE de laurier noble, 1 goutte d'HE de menthe poivrée et 2 gouttes d'HV de millepertuis.

Appliquez ce mélange sur les tempes et les zones douloureuses. À répéter si besoin.

Extraction dentaire

Mélangez 1 goutte d'HE de laurier noble et 1 goutte d'HE d'hélichryse italienne.

Massez la joue en regard de la dent traitée 15 minutes avant l'extraction, puis juste après, puis 5 fois par jour jusqu'à ce que tout soit rentré dans l'ordre.

Névrite

Mélangez 1 goutte d'HE de laurier noble et 2 gouttes d'HV de millepertuis.

Appliquez sur la zone douloureuse, 4 fois par jour jusqu'à guérison.

Maladies infantiles (éruptives virales = rougeole, varicelle)

Demandez au pharmacien de préparer les suppositoires suivants :

	Bébé	Enfant
HE *Laurus nobilis*	5 mg	10 mg
HE *Melaleuca alternifolia*	10 mg	20 mg
HE *Eucalyptus radiata*	15 mg	20 mg
HE *Cinamomum camphora cineoliferum*	15 mg	20 mg
HV calendula	20 mg	20 mg

Administrez 1 suppositoire 2 fois par jour pendant 7 jours.

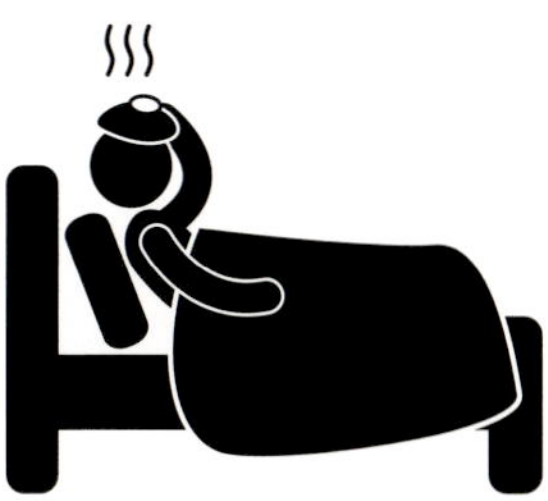

LE COIN DE L'EXPERT

Demandez au pharmacien de préparer des suppositoires aux huiles essentielles. C'est très efficace !

En usage externe le laurier noble est le plus fréquemment associé à la gaulthérie couchée, au romarin à camphre, à l'eucalyptus citronné contre les douleurs des articulations et musculaires.

L'huile essentielle de laurier noble stoppe la chute de cheveux et de... cils ! Pour arrêter une chute de cils, diluez 1 goutte d'HE de laurier noble dans 3 gouttes d'HV de ricin. Appliquez chaque soir après démaquillage en évitant la goutte dans l'œil bien sûr.

Les lavandes

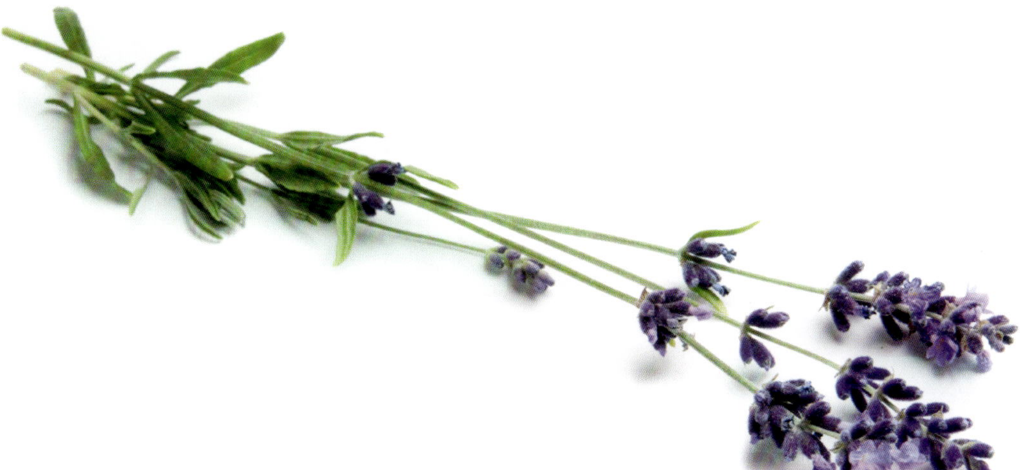

La lavande officinale

Lavandula vera, angustifolia, officinalis • Partie distillée : fleur

- ***La lavande officinale*** pousse à 50 centimètres de hauteur.
- Elle apprécie la chaleur, la lumière et l'espace.
- Elle pousse naturellement au-delà de 1000 mètres.
- ***La lavande aspic*** pointe le bout de ses fleurs jusqu'à 100 mètres seulement, dans l'arrière-pays, au sein de la garrigue.
- ***Le lavandin*** est cultivé plus bas — hybride des lavandes officinale et aspic — hélas souvent avec des pesticides, aussi, mieux vaut l'acheter bio.

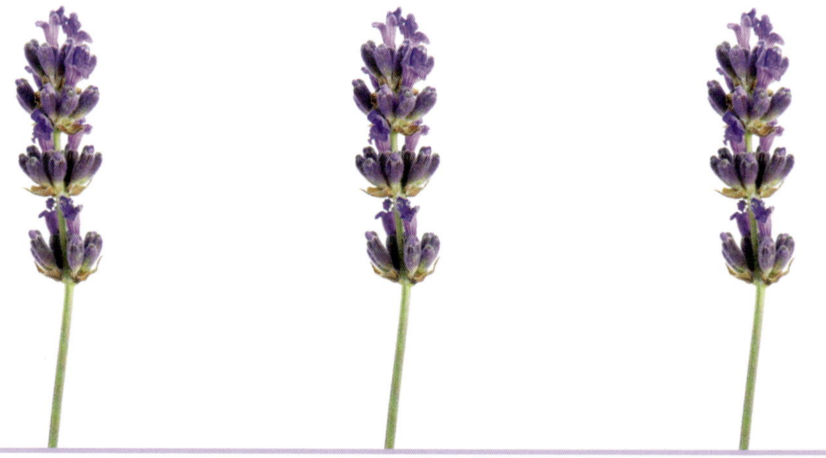

1

LAVANDE OFFICINALE
=
contre les troubles
du système nerveux
(stress, insomnies...)
et les problèmes cutanés

2

LAVANDE ASPIC
=
le SAMU de la brûlure
et de la piqûre.
Indispensable en été !

3

LAVANDIN
=
en cas de fatigue
musculaire
et contre les poux.

APAISE
les nerfs, lève les spasmes (surtout lavande officinale)

SOS
brûlure, piqûre, morsure (surtout lavande aspic)

ANTISEPTIQUE CUTANÉE
nettoie et cicatrise la peau chaque fois qu'elle est agressée

RÉGULARISE
une tension artérielle fluctuante (« qui monte et qui descend »), c'est-à-dire liée au stress (surtout lavande officinale)

ANTIPOUX
(surtout lavandin)

UTILISATION

À RESPIRER

- Posez 2 gouttes sur les poignets et respirez profondément.
- Posez 2 gouttes sur l'oreiller au coucher.
- Posez 2 gouttes sur un mouchoir à respirer.
- Respirez à même le flacon ouvert.
- Diffusez 10 gouttes en 20 minutes.

Meilleures associations :
petit grain bigaradier, orange douce, ylang-ylang, mandarine

À APPLIQUER

- Posez 2 gouttes pures sur un bobo.
- Posez 2 gouttes pures sur le plexus solaire pour une action psy «flash».
- Versez 5 gouttes dans 1 cuillère à café d'huile végétale neutre (ex : amande douce, macadamia) pour un massage.

Meilleures associations :
marjolaine, petit grain bigaradier, ylang-ylang

À VERSER DANS LE BAIN

- Diluez 15 gouttes (adulte), 10 gouttes (enfant), 5 gouttes (bébé) dans 1 cuillère à soupe de base pour bain, ou 1 verre de sels de bain, ou à défaut dans 1 verre de lait entier.
- Versez dans le bain déjà coulé à 38 °C (bain calmant).
- Restez-y 20 minutes, ne vous rincez pas.

À AVALER

- Posez 1 goutte dans 1/2 cuillère à café de miel, diluez le tout dans une tisane.
- Posez 1 goutte sur 1 sucre de canne, à sucer.
- Posez 1 goutte sur 1 comprimé neutre (en pharmacie).
- Posez 1 goutte directement sous la langue (pénétration perlinguale, instantanée, pour usage SOS).

Acné

Appliquez 1 goutte pure sur chaque bouton, matin et soir, après la toilette.

Ou, si la superficie à traiter est importante (visage/dos/épaules) 5 gouttes d'HE de lavande officinale diluées dans 10 gouttes d'HV de jojoba.

Agitation, angoisse, anxiété

Versez 2 gouttes dans 1 cuillère à café de miel, que vous plongez dans un verre d'eau ou une tisane si vous le souhaitez, et avalez lentement.

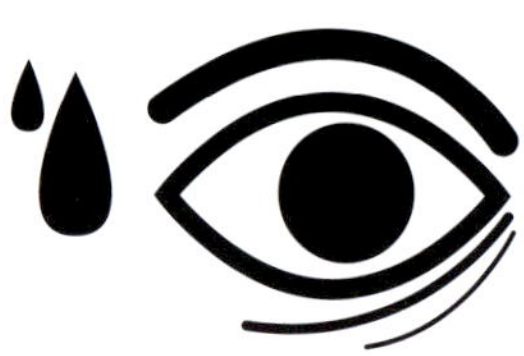

Agitation, angoisse, anxiété

Mélangez 20 gouttes (adulte) ou 5 à 10 gouttes (enfant selon âge, à partir de 3 ans) avec 1 cuillère à soupe de base pour bain (ou 1 verre de sels de bains). Lorsque l'eau à 38 °C est coulée, versez votre mélange aroma dans la baignoire et plongez-vous dedans pendant 20 minutes.
Sortez sans vous rincer.

Massez doucement le plexus solaire avec 2 gouttes d'HE de lavande officinale.
Vous pouvez aussi en appliquer 1 ou 2 gouttes sur les tempes et le front.

Formule + complète si nécessaire

Dans un flacon de 10 ml, mélangez 4 ml d'HE de lavande officinale, 1 ml d'HE de camomille romaine et 5 ml d'HV de noisette. Appliquez 4 à 5 gouttes de ce mélange sur le plexus solaire, la face interne des poignets, le long de la colonne vertébrale et de la voûte plantaire plusieurs fois par jour selon les besoins.

Crise d'angoisse

Versez 2 à 3 gouttes
sur un mouchoir et respirez.

Brûlure

Lavande aspic recommandée, mais si vous n'avez que de la lavande officinale, c'est très bien aussi !

Faites couler de l'eau fraîche pendant 5 à 10 minutes sur la brûlure pour stopper sa progression. Puis :

- Si la surface est petite : appliquez directement 2 à 3 gouttes d'HE de lavande aspic (ou officinale) sur la zone brûlée.
Renouvelez toutes les 5 minutes par tapotements puis espacez petit à petit, au fur et à mesure que la douleur s'estompe.
- Si la surface est étendue : mélangez 5 ml d'HE de lavande aspic avec 10 ml d'HV de millepertuis.
Appliquez localement 6 à 8 gouttes de ce mélange, 4 fois par jour pendant 5 jours.

Asthme nerveux

Diffusez 20 gouttes dans les pièces à vivre, 1 heure le matin et 1 heure le soir.

Cauchemars

(spécial enfant, à partir de 3 ans)

Diffusez 10 gouttes avant son coucher, pendant 20 minutes, dans sa chambre.

Coup de chaleur

Trempez un mouchoir dans de l'eau froide, arrosez-le de quelques gouttes d'HE de lavande officinale et appliquez-le sur le front. Renouvelez aussi souvent que nécessaire jusqu'à amélioration nette.

Coup de froid

Mélangez 15 gouttes d'HE de lavande officinale à 1 cuillère à soupe de base pour bain. Lorsque le bain chaud (39 °C) est coulé, versez votre mélange aroma dans la baignoire et plongez-vous dans l'eau pendant 20 minutes. Ne vous rincez pas, emmitouflez-vous dans un peignoir chaud et douillet et couchez-vous sous une couette moelleuse. Ça ira mieux demain.

Démangeaisons anales

Mélangez 1 goutte d'HE de lavande officinale, 1 goutte d'HE de camomille romaine et 5 gouttes d'HV d'amande douce.
Appliquez ce mélange localement, 4 fois par jour jusqu'à soulagement complet.

Démangeaisons

Dans un flacon de 10 ml, mélangez 3 ml d'HE de lavande officinale, 1 ml d'HE de menthe poivrée et remplissez d'HV de calendula. Appliquez 8 à 10 gouttes de ce mélange, selon l'étendue de la surface à traiter, 4 fois par jour jusqu'à soulagement complet.

Ou

(si maladie infantile éruptive type rougeole, varicelle)

À partir de 6 mois

Talc antidémangeaisons, antiseptique, confort. Mélangez intimement au mortier et au pilon 30 gouttes d'HE de lavande officinale et 15 gouttes d'HE de camomille romaine dans 100 g de Talc de Venise. Récupérez les parties adhérant aux parois du mortier en les grattant à l'aide d'une spatule. Transvasez dans un flacon poudreur.
Saupoudrez les zones éruptives 3 à 5 fois par jour pendant 1 semaine.

Démangeaisons vulvaires

Diluez 1 goutte d'HE de lavande officinale et 1 goutte d'HE de camomille romaine dans 10 gouttes d'HV d'amande douce. Appliquez sur la muqueuse matin et soir jusqu'à amélioration.

Remarques :
les démangeaisons génitales des petites filles sont généralement dues à un petit problème d'hygiène, soit en excès (savon trop agressif), soit insuffisante (retour de plage, de mer, de piscine sans rinçage soigneux). Plutôt que de traiter des démangeaisons qui semblent revenir régulièrement, revoyez ces points. Et, notamment, ne laissez pas une petite fille jouer toute nue sur le sable : ce dernier est bourré de microbes et de petits insectes, même si la plage paraît propre ; irritations génitales assurées.

Dépression

Appliquez 2 gouttes d'HE pures sur la face interne des poignets et respirez 3 à 4 fois par jour. Continuez jusqu'à amélioration.

\+

Diffusez 20 gouttes dans les pièces à vivre à l'aide d'un diffuseur 1 heure matin et soir. Continuez jusqu'à amélioration.

Appliquez 2 gouttes pures sur les tempes 3 à 4 fois par jour.

\+

Dans un flacon de 30 ml, mélangez 10 ml d'HE de lavande officinale et 20 ml d'HV de noisette. Massez le thorax et le plexus solaire avec quelques gouttes de ce mélange. Recommencez plusieurs fois par jour jusqu'à amélioration.

L'huile essentielle de lavande se cuisine ! Pour découvrir des recettes à la lavande, flashez ce code.

http://blog.editionsleduc.com/initiation-he.html

Dermite séborrhéique du cuir chevelu

À partir de 3 mois

Dans un flacon, diluez 10 gouttes d'HE de lavande officinale et 5 gouttes d'HE de géranium rosat dans 5 ml d'HV d'amande douce. Appliquez 10 gouttes du mélange matin et soir, massez doucement la tête. Le lendemain matin, faites un shampooing doux et hypoallergénique spécial pour bébé. Poursuivez le traitement pendant 8 jours.

Eczéma sec

Dans un flacon de 10 ml, mélangez 1 ml d'HE de lavande officinale et 9 ml d'HV de bourrache. Appliquez localement quelques gouttes de ce mélange 3 à 4 fois par jour. Cette formule est nourrissante et antidémangeaisons.

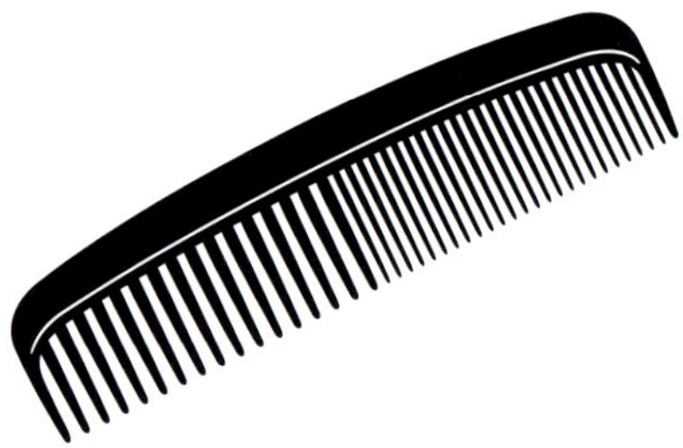

Écharde

À partir de 3 ans

Une fois l'écharde extraite à la pince à épiler, désinfectez avec 2 gouttes d'HE de lavande officinale. Renouvelez l'application 2 ou 3 fois ce même jour.

Escarres

Dans un flacon de 5 ml, mélangez 1 ml d'HE de lavande officinale, 1 ml d'HE d'hélichryse italienne et 3 ml d'HV de calophylle. Appliquez localement 4 gouttes de cette préparation 4 fois par jour.

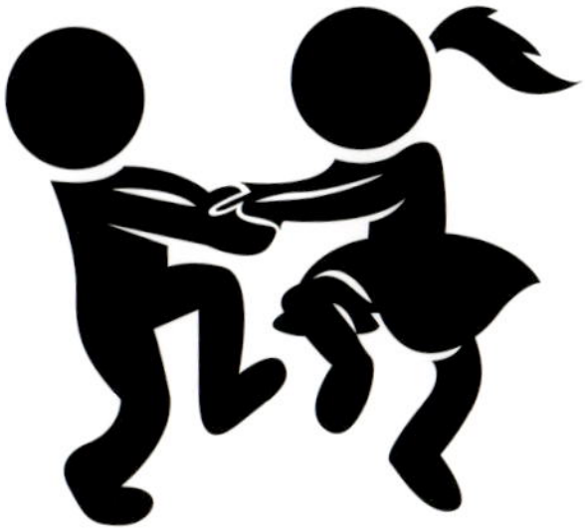

Hyperactivité

À partir de 6 ans

Diffusez quelques gouttes d'HE de lavande officinale le soir dans la chambre de l'enfant pendant 10 à 15 minutes.

Massez le corps de l'enfant avec 3 gouttes d'HE de lavande officinale diluées dans 1 cuillère à café d'HV de macadamia.

Fièvres éruptives – maladies infectieuses (spécial enfants)

Pour calmer

Massez doucement le plexus solaire et la face intérieure de ses poignets avec 1 ou 2 gouttes d'HE de lavande officinale.

Ou avec le mélange suivant (si c'est un tout petit bébé) : 2 gouttes d'HE de lavande officinale dans 1 cuillère à café d'HV d'amande douce.

Pour traiter les coliques, les infections diverses, les troubles du sommeil

Massez le ventre avec la formule calmante ci-dessus.

Poux

Lavandin super recommandé

Versez 10 gouttes d'HE de lavande officinale (ou, mieux, d'HE de lavandin super) dans votre bouteille de shampooing et utilisez comme d'habitude. Puis appliquez 2 ou 3 gouttes pures sur la nuque et derrière les oreilles avant le départ à l'école.

Hypertension

Demandez à votre pharmacien de préparer les gélules suivantes :

HE *Lavandula angustifolia* (25 mg)
HE *Cananga odorata* (25 mg)

Pour 1 gélule n° 60 (= 60 gélules)

Avalez 2 gélules à midi et 2 gélules au coucher, pendant 1 semaine, puis 1 à midi et 1 au coucher pendant 2 semaines.

Appliquez 2 à 3 gouttes d'HE de lavande officinale sur le plexus solaire, la face interne des poignets, la voûte plantaire, 3 fois par jour.

Mélangez 15 gouttes d'HE de lavande officinale dans 1 cuillère à soupe de base pour bain. Lorsque le bain chaud (38° C) est coulé, versez ce mélange aroma dans la baignoire et plongez-vous dans l'eau pendant 20 minutes. Sortez sans vous rincer.

Diffusez 10 gouttes matin et soir pendant 20 minutes.

Plaies (petites)

Appliquez 2 gouttes sur la plaie.

LE COIN DES EXPERTS

La lavande est à la fois antidouleur et anti-inflammatoire.

Insomnie

Posez 2 gouttes sur un support (comprimé neutre, huile d'olive…) et laissez fondre en bouche juste après le dîner. Renouvelez au coucher.

Apliquez 2 gouttes sur le plexus solaire juste avant le coucher.

Appliquez 2 gouttes sur le col du pyjama ou sur l'oreiller.

Le sommeil surviendra rapidement et sera réparateur.

Dans un flacon de 10 ml, mélangez 15 gouttes d'HE de lavande officinale et remplissez de base pour bain. Lorsque l'eau chaude est coulée, versez ce mélange aroma dans la baignoire et plongez-vous dans l'eau à 38 °C/39 °C pendant 20 minutes. Sortez sans vous rincer.

Piqûre d'insecte (morsure d'animaux)

Lavande aspic recommandée
Après lavage à l'eau et au savon si possible, appliquez 2 gouttes d'HE de lavande aspic sur la piqûre (ou la morsure). Le soulagement est le plus souvent immédiat. Renouvelez 1 ou 2 fois si nécessaire.

Migraine

Trempez un mouchoir dans de l'eau très froide, arrosez-le de quelques gouttes d'HE de lavande officinale et d'HE de menthe poivrée et appliquez-le sur le front. Renouvelez aussi souvent que nécessaire jusqu'à ce que le mal disparaisse.

Diffusez dans les pièces à vivre (chambre, bureau…) 5 gouttes d'HE de lavande officinale et 2 gouttes d'HE de menthe poivrée, par périodes de 10 minutes.

Rhumatismes, spasmes musculaires

Lavandin super recommandé

Appliquez 4 à 5 gouttes d'HE de lavandin super (ou de lavande officinale) sur l'articulation douloureuse, et massez légèrement.

Appliquez 4 à 5 gouttes pures d'HE de lavande officinale (ou, mieux, d'HE de lavandin super) sur le muscle douloureux et massez légèrement.

Zona

Mélangez 3 gouttes d'HE de lavande officinale, 2 gouttes d'HE de menthe poivrée, 3 gouttes d'HE de ravintsara et ½ cuillère à café d'HV de millepertuis. Massez le long du nerf douloureux avec ce mélange 3 à 5 fois par jour jusqu'à guérison complète.

Voyages et transports

À partir de 3 ans

Respirez ou faites respirer à l'enfant toutes les 2 heures quelques gouttes d'HE de lavande officinale en diffusion dans l'habitacle ou sur un mouchoir placé sous son nez. Massez-lui le thorax et la plante des pieds avec 3 gouttes, 2 ou 3 fois au cours du voyage.

Remarque :
les bébés n'ont pas le mal des transports, mais ils n'apprécient pas la chaleur, le confinement, la douleur aux oreilles (avion). Apportez vos munitions pour les apaiser et les rafraîchir, et tout se passera à merveille.

Ulcère à la jambe

Dans un flacon de 10 ml, mélangez 3 ml d'HE de lavande officinale, 1 ml d'HE d'hélichryse italienne et 6 ml d'HV de calophylle. Appliquez sur la plaie 6 à 8 gouttes de ce mélange 3 fois par jour jusqu'à guérison.

Huile de table aromatique

Dans une bouteille de 1 litre de bonne huile d'olive, versez 10 gouttes d'HE de lavande officinale et 10 gouttes d'HE de romarin à cinéole.

Salade de mesclun au jambon cru et aux figues.

Sucre à la lavande

Versez 500 g de sucre complet en poudre dans une boîte opaque avec couvercle et ajoutez 6 gouttes d'HE de lavande officinale. Fermez la boîte et secouez bien.

Crème aux œufs, compotée de pêches ou de rhubarbe tiède…

Yaourt à la lavande

Dans un saladier, battez 1 yaourt nature avec 3 cuillères à soupe de miel et 8 gouttes d'HE de lavande officinale. Incorporez petit à petit 1 litre de lait entier tout en mélangeant au fouet. Versez la préparation dans les pots et mettez la yaourtière en route. À la fin du cycle, fermez les pots à l'aide de leurs couvercles et placez-les au réfrigérateur.

Chantilly à la lavande

Commencez par placer un petit saladier, les fouets de votre batteur électrique et 20 cl de crème fleurette entière au congélateur, pendant 20 minutes. Versez la crème dans le saladier et montez-la au batteur jusqu'à ce que les fouets forment des sillons dans la crème. Incorporez alors 35 g de sucre glace et 6 gouttes d'HE de lavande officinale, continuez de fouetter jusqu'à ce que la crème soit bien ferme puis placez-la au frais.

Bain exfoliant

Dans un saladier, mélangez
1 verre (style verre à moutarde)
de sel de mer,
1 verre de bicarbonate,
1 verre de sels d'Epsom
et 15 gouttes d'HE
de lavande officinale.
Faites couler l'eau (38 °C),
versez le mélange dans le bain
et plongez-vous dans la baignoire
pour 20 minutes de détente.
Terminez par une douche tiède
en vous rinçant soigneusement afin
d'évacuer tout résidu de sel,
mais sans vous laver.

Visage : massage raffermissant

Versez 3 gouttes d'HE
de lavande officinale,
2 gouttes d'HE de rose de Damas
et 1 goutte d'essence
de citron dans 5 ml d'HV
de rose musquée.
Mélangez bien.

Versez un peu de ce mélange dans le creux de votre main, étalez-le sur tout votre visage et votre cou en évitant les paupières. Placez vos deux mains sous le menton et remontez-les lentement, la paume bien à plat, vers les joues en un massage léger.
Placez ensuite vos mains au milieu de votre front et masser du centre vers les tempes. Avec la pulpe de vos pouces, lissez maintenant les sourcils en allant doucement du centre vers la périphérie du visage.
Avec le plat des doigts, tapotez vos joues du nez jusqu'aux oreilles.
Pincez doucement, entre le pouce et l'index, la peau le long de l'arête maxillaire, des oreilles jusqu'au milieu du menton.

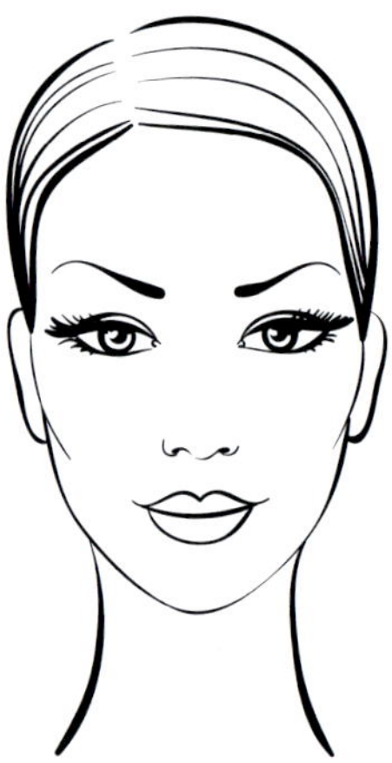

Pieds : massage apaisant

Mélangez 5 ml d'HV de noisette avec 10 gouttes d'HE de lavande officinale.

Asseyez-vous confortablement, posez un pied sur la cuisse opposée. Versez un peu du mélange dans le creux de votre main, puis saisissez votre pied des deux mains. Lissez tout le pied, en commençant par les orteils et en direction de la cheville. Avec la pulpe du pouce, exercez des pressions circulaires le long de la voûte plantaire et sur le talon. Fermez votre poing et faites-le rouler en appuyant fermement tout le long du dessous du pied, toujours dans le sens doigts de pied-talon. Saisissez un orteil, pétrissez-le, étirez-le lentement. Faites de même avec tous les orteils. Enfin, saisissez votre pied entre vos deux mains et exercez des pressions fortes, en remontant vers le talon. Changez de pied.

Ventre : massage tonifiant

Mélangez 10 gouttes d'HE de lavande officinale et 10 gouttes d'HE de romarin à cinéole dans 10 ml d'HV de macadamia.

Allongez-vous sur le dos, les jambes au sol, fléchies. Versez un peu du mélange dans le creux de votre main, puis réchauffez-le en frottant vos mains l'une contre l'autre. Massez tout le ventre en formant des cercles dans le sens des aiguilles d'une montre, main légère pour commencer. Progressivement, augmentez la pression, toujours en mouvements circulaires.

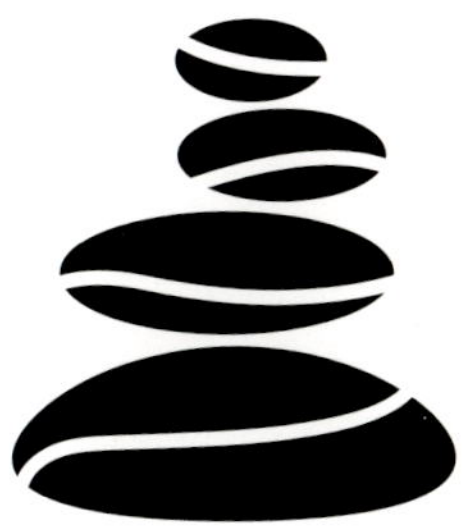

L'huile essentielle de lavande fait des miracles dans votre maison.
Flashez ce code pour retrouver les meilleures astuces « maison ».

http://blog.editionsleduc.com/initiation-he.html

La menthe poivrée

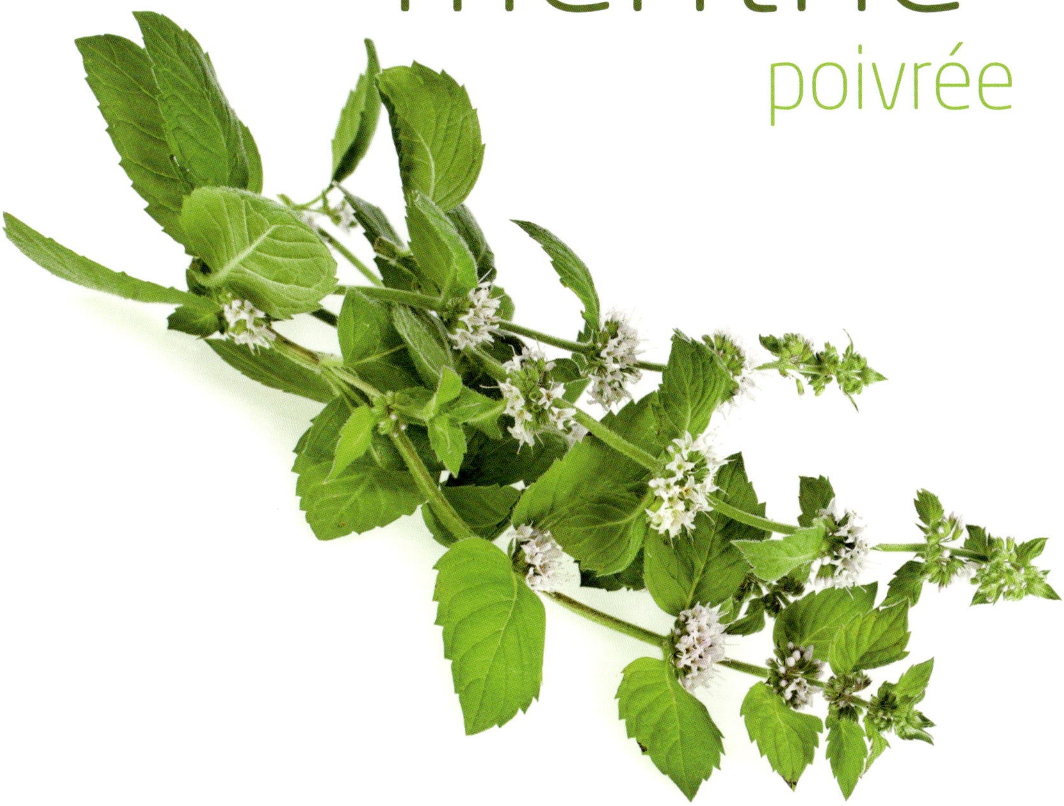

La menthe poivrée

Mentha piperita • Partie distillée : feuille

- Plante herbacée vivace de la famille des Lamiacées.
- Pousse partout dans le monde, y compris en France, notamment à Milly-la-Forêt (une star locale !). Celle qui pousse en Angleterre est également particulièrement fine. Se développe en énormes massifs dans les jardins.
- Feuilles parsemées de cellules translucides dans lesquelles il y a l'essence.
- Très utilisée en aromathérapie, en parfumerie et en confiserie.
- Issue de la menthe aquatique et de la menthe verte, elle-même déjà issue d'autres croisements : il y a énormément de variétés différentes de menthe. En aroma, on utilise surtout la variété poivrée.
- Traditionnellement employée contre les douleurs digestives, maux d'estomac, douleurs abdominales, pour parfumer le vin chez les Romains et le thé chez les Arabes.

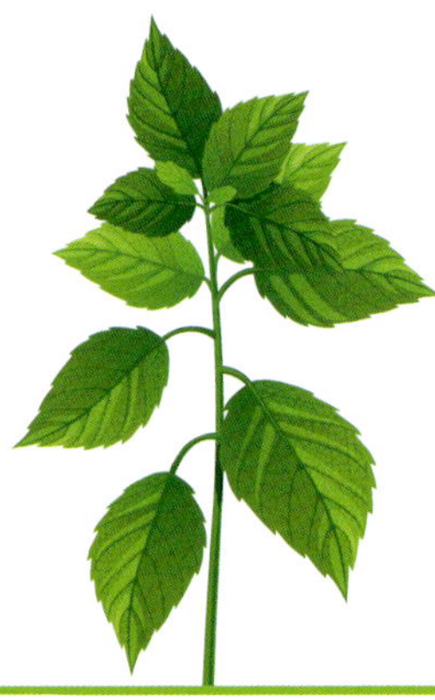

1. IDÉES CLAIRES, concentration mentale, « fait pétiller l'esprit »
2. DIGESTION FACILE
3. HALEINE FRAÎCHE
4. STOP-DOULEURS

TONIQUE NERVEUSE
stimulante cérébrale
(préparation aux examens)

HYPER-ACTIVE
SUR LE TUBE DIGESTIF

STIMULANTE PHYSIQUE
antifatigue

TRÈS PUISSANTE ANTALGIQUE ET ANESTHÉSIANTE

UTILISATION

À RESPIRER

- On se réveille : respirez à même le flacon ouvert.
- Flash antifatigue ou mal des transports : posez 1 goutte sur chaque poignet et respirez profondément.
- Diffusez en petite quantité dans une synergie de 2 ou 3 autres HE (pas seule) : concentration pendant un travail intellectuel, assainissant, anti-odeur de tabac, de cuisine, envie de fraîcheur…

À APPLIQUER

- Posez 2 gouttes pures sur le plexus solaire, le long de la colonne vertébrale, sur la voûte plantaire ou sur les poignets pour une action « flash » antifatigue.
- Posez 2 gouttes pures sur les tempes, le front (maux de tête), les sinus (névralgie).

Meilleures associations :
cyprès de Provence, lentisque pistachier, laurier noble.

À VERSER DANS LE BAIN

- Diluez 2 gouttes d'HE de menthe poivrée pour 15 gouttes d'HE au total (adulte), dans 1 cuillère à soupe de base pour bain. Versez dans le bain déjà coulé (37 °C rafraîchissant). Restez-y 20 minutes, ne vous rincez pas.

Meilleures associations :
eucalyptus radié (nez, voies respiratoires congestionnées), bois de Hô (antidémangeaisons), orange douce et mandarine (équilibre nerveux).

À AVALER

- Posez 1 goutte pure sous la langue ou sur 1 comprimé neutre à sucer (haleine, digestion, mal des transports, si l'on est KO).
- Posez 2 gouttes dans ½ cuillère à café de miel (diluez le tout dans une tisane digestive).
- En cuisine, 1 goutte par portion (entremets, plat, soupe, yaourt…), allez-y doucement c'est vite trop fort !

Aigreur d'estomac

Versez 2 gouttes dans 1 petite cuillère de miel et avalez en fin de repas. Répétez en cas de besoin.

Mélangez 1 goutte d'HE de menthe poivrée et 5 gouttes d'HV de noisette.

Pratiquez des massages de l'abdomen à l'aide de ce mélange après chaque repas pendant quelques jours.

Appétit (manque)

Versez 2 gouttes dans 1 petite cuillère de miel ou d'huile d'olive avant les repas. À prendre en cures d'une vingtaine de jours.

Mélangez 1 goutte d'HE de menthe poivrée et 5 gouttes d'HV de noisette.

Pratiquez des massages de l'abdomen à l'aide de ce mélange avant chaque repas.

LE COIN DE L'EXPERT

Ne pas l'utiliser seule dans le bain ni seule en massage sur une grande superficie : risque d'hypothermie.

Colite

Mélangez 3 gouttes d'HE de menthe poivrée et 10 gouttes d'HV de calendula.

Appliquez cette formule directement sur le ventre. Recommencez plusieurs fois de suite jusqu'à ce que les spasmes cèdent.

« Crise de foie »

Versez 2 gouttes dans 1 petite cuillère de miel et avalez en fin de repas. À répéter 2 fois par jour pendant 3 jours.

Mélangez 2 gouttes d'HE de menthe poivrée et 10 gouttes d'HV de noisette.

Pratiquez des massages de l'abdomen 3 fois par jour à l'aide de ce mélange, en insistant sur la région du foie.

Fêtes (lendemains difficiles)

Versez 2 gouttes sur un comprimé neutre et laissez fondre en bouche. À répéter autant de fois qu'il le faudra.Puis, avalez 2 gouttes par jour le lendemain et les jours suivants jusqu'à mieux-être, pour soulager le foie, la vésicule, le pancréas.

LE COIN DE L'EXPERT

Ne pas l'utiliser par voie orale chez l'enfant (risque de spasme laryngé, d'asphyxie), ni chez la femme enceinte.

Ballonnements (aérophagie, coliques, gaz)

Versez 2 gouttes dans 1 petite cuillère de miel en fin de repas. À répéter si besoin.

Mélangez 1 goutte d'HE de menthe poivrée et 5 gouttes d'HV de noisette.

Pratiquez des massages de l'abdomen à l'aide de ce mélange après chaque repas.

Gastro-entérite

Versez 1 goutte
sous la langue 6 fois par jour
entre les repas pendant 3 jours,
puis 4 fois par jour.

Adultes :
Mélangez 3 gouttes d'HE
de menthe poivrée
et 10 gouttes d'HV
d'amande douce.

Enfants (7 ans et +) :
Mélangez 1 goutte d'HE
de menthe poivrée
et 10 gouttes d'HV
d'amande douce.

Appliquez sur le ventre
6 fois par jour, pendant 5 jours.

LE COIN DE L'EXPERT

Verser 1 goutte dans
½ verre d'eau fraîche,
rincer la bouche une
ou deux fois dans la journée
pour le plaisir, le bien-être
et une haleine fraîche.

Hépatite virale

Posez 2 gouttes
sur un comprimé neutre
et laissez fondre en bouche.
À répéter 3 fois par jour,
par cures de 20 jours.

Mélangez 2 gouttes d'HE
de menthe poivrée
et 10 gouttes d'HV
de macadamia.

Appliquez sur la zone du foie,
matin et soir pendant 20 jours.

Indigestion, lourdeurs d'estomac

Versez 2 gouttes
sur un comprimé neutre
et laissez fondre en bouche.
À répéter si besoin 2 ou 3 fois.

Insuffisance pancréatique

Posez 2 gouttes
sur un comprimé neutre
et laissez fondre en bouche.
Répétez 3 fois par jour
pendant 20 jours.

Ulcère à l'estomac

Posez 2 gouttes sur un comprimé
neutre à laisser fondre en bouche.
À répéter 2 fois par jour
par cures de 10 jours.

Mélangez 2 gouttes
d'HE de menthe poivrée
et 10 gouttes d'HV de calendula.

Appliquez cette formule
en massages légers sur l'estomac,
3 fois par jour.

Nausées et vomissements

Posez 2 gouttes pures directement
sous la langue, ou dans une petite
cuillère de miel ou d'huile d'olive.
Renouvelez 1 heure plus tard
si nécessaire.

Rappel :

L'huile essentielle de menthe
poivrée ne convient pas aux femmes
enceintes ni aux jeunes enfants !

Insuffisance hépatique

Posez 2 gouttes sur un comprimé
neutre et laissez fondre en bouche.
Répétez 3 fois par jour pendant
20 jours. Arrêtez 8 jours.
Reprenez la cure pendant
20 jours.

Mélangez 1 goutte d'HE de
menthe poivrée et 5 gouttes d'HV
de noisette. Appliquez cette
formule sur la zone du foie.

Douleurs dentaires

Appliquez 1 goutte sur la gencive en regard de la dent à problème (au niveau de la zone douloureuse), à l'aide d'un Coton-Tige.

Angine

Gargarismes

Mélangez 1 goutte d'HE de menthe poivrée et 2 gouttes d'HE de thym à thujanol.

Versez ces 3 gouttes dans un verre d'eau tiède et pratiquez des gargarismes 3 fois par jour. Vous apprécierez les propriétés anesthésiantes et curatives de cette formule.

Bronchite

Fumigations

Mélangez 2 gouttes d'HE de menthe poivrée et 5 gouttes d'HE d'eucalyptus radié.

Versez ce mélange dans un bol d'eau très chaude, au-dessus duquel vous « enfermerez » votre visage grâce à une grande serviette. Respirez pendant 10 bonnes minutes. Restez ensuite au chaud : après une fumigation, jamais de froid ni de pollution ! Faites 2 séances chaque jour.

LE COIN DE L'EXPERT

Préparation aux examens : respirez directement au flacon 3 à 4 fois dans la journée et le jour J, lapez 1 goutte avant d'entrer en salle d'examen : accroît la résistance à la fatigue au cours d'une journée entière d'examen.

Colique néphrétique

Mélangez 3 gouttes d'HE de menthe poivrée et 10 gouttes d'HV de noisette. Appliquez cette formule directement sur la zone hyper-douloureuse. Recommencez plusieurs fois de suite.

Crampe musculaire

Dans un flacon, mélangez 2 gouttes d'HE de menthe poivrée et 10 gouttes d'HV arnica.

Appliquez en massage local léger. Renouvelez si nécessaire.

Gencive douloureuse

Appliquez localement 2 gouttes pures sur la zone douloureuse.

Cystite

Mélangez 2 gouttes d'HE de menthe poivrée et 10 gouttes d'HV de noisette. Appliquez directement sur la zone douloureuse (bas-ventre). Recommencez plusieurs fois de suite.

Sport (avant l'effort)

Posez 1 goutte pure sous la langue, et ensalivez bien.

Versez 1 à 2 gouttes sur un mouchoir et respirez à fond.

Mélangez 2 gouttes d'HE de menthe poivrée et 10 gouttes d'HV arnica. Appliquez en massages locaux légers.

Herpès buccal

Appliquez 1 goutte sur les pustules 8 fois par jour pendant 2 jours, puis 4 fois par jour pendant 5 jours.

Formule + complète si nécessaire

Dans un flacon de 5 ml, mélangez 1 ml d'HE de menthe poivrée, 2 ml d'HE de niaouli et 2 ml d'HV de calendula.

Appliquez 2 gouttes du mélange 6 à 8 fois par jour pendant 5 jours.

Hypotension

Laissez fondre en bouche 1 goutte 2 à 3 fois par jour.

Herpès génital

Dans un flacon de 5 ml, versez 2 gouttes d'HE de menthe poivrée, 5 gouttes d'HE d'arbre à thé et 5 gouttes d'HE de niaouli. Remplissez jusqu'en haut d'HV de millepertuis.

Appliquez 2 gouttes de cette formule sur la zone atteinte 5 à 6 fois par jour.

Jambes douloureuses

Mélangez 1 goutte d'HE de menthe poivrée, 3 gouttes d'HE d'hélichryse et 10 gouttes d'HV de calophylle.

Appliquez sur les jambes 2 fois par jour en remontant des chevilles vers les genoux.

Laryngite

Fumigations

Mélangez 1 goutte d'HE de menthe poivrée, 3 gouttes d'HE d'eucalyptus radié et 3 gouttes d'HE de ravintsara.

Versez ce mélange dans un bol d'eau très chaude, au-dessus duquel vous « enfermerez » votre visage grâce à une grande serviette. Respirez pendant 10 bonnes minutes. Restez ensuite au chaud : après une fumigation, jamais de froid ni de pollution !

Mal de tête

Migraine, mal de tête d'origine digestive

Appliquez 2 gouttes sur les tempes et le front (attention, évitez les yeux). Si vous êtes chez vous, utilisez des compresses humides et fraîches imprégnées de menthe, c'est encore plus apaisant.

Névrite virale

Mélangez 1 goutte d'HE de menthe poivrée, 4 gouttes d'HE de ravintsara et 5 gouttes d'HV de calophylle.

Appliquez 4 à 5 fois par jour le long du nerf atteint pendant quelques jours.

Rage de dents

Bain de bouche

Rincez votre bouche avec le bain de bouche suivant : 1 goutte d'HE de menthe poivrée + 1 goutte d'HE de giroflier dans un verre d'eau.

Appliquez 1 goutte pure de chaque HE sur la dent en question, 2 ou 3 fois si nécessaire.

Règles douloureuses ou insuffisantes

Posez 1 goutte pure sous la langue, à renouveler si besoin.

Mélangez 2 gouttes d'HE de menthe poivrée et 10 gouttes d'HV de calophylle.

Appliquez sur le ventre 2 à 3 fois par jour.

Varicelle

Demandez à votre pharmacien de préparer la formule suivante :

HE *Mentha piperita* = 10 gouttes
HE *Cinnamomum camphora* (*cineoliferum*) = 30 gouttes
Talc de Venise = 100 g

Saupoudrez de talc directement les zones qui démangent.

Rhinite, sinusite

Appliquez 2 gouttes pures en suivant le trajet des sinus, sur les maxillaires et autour de l'oreille.

Fumigations

Versez 2 gouttes d'HE de menthe poivrée + 4 gouttes d'HE d'eucalyptus radié dans un bol d'eau très chaude au-dessus duquel vous « enfermerez » votre visage grâce à une grande serviette. Respirez pendant 10 bonnes minutes. Après une fumigation, on ne sort pas afin de se protéger à la fois du froid et de la pollution, car la muqueuse du nez est alors très sensible.

LE COIN DE L'EXPERT

Fumigation : pour déboucher le nez, 2 gouttes d'HE de menthe poivrée mélangées à 3 gouttes d'HE d'eucalyptus radié et 3 gouttes d'HE de ravintsara.

Zona

Mélangez 2 gouttes d'HE de menthe poivrée, 10 gouttes d'HE de ravintsara et ½ cuillère à café d'HV de calophylle.

Appliquez 4 à 5 fois par jour sur la zone à traiter pendant 1 à 2 semaines.

Fatigue physique, mentale, sexuelle

Surmenage, dépression nerveuse, angoisse, troubles de la mémoire, impuissance masculine et frigidité.

Versez 1 goutte pure sous la langue, 3 fois par jour pendant 10 jours.

Épuisement nerveux

Posez 1 goutte sur un comprimé neutre et laissez fondre en bouche. À répéter selon les besoins.

Diffusez dans l'atmosphère un mélange de 2 gouttes d'HE de menthe poivrée et 8 gouttes d'essence de citron, à l'aide d'un diffuseur électrique. ½ heure dans la matinée et ½ heure en début d'après-midi. Cela permet de tenir quelques heures de plus sans « craquer ».

Fatigue mentale

Massez les tempes, le front et les poignets avec 2 gouttes pures 3 fois par jour.

Diffusez dans l'atmosphère, de préférence à l'aide d'un diffuseur électrique, 2 gouttes d'HE de menthe poivrée diluées dans 8 gouttes d'HE de lavande officinale, pendant 20 minutes, 2 ou 3 fois par jour selon nécessité.

Fatigue passagère

Coup de pompe, évanouissement.

Déposez 1 goutte pure sous la langue.

Respirez directement le flacon ouvert (ou versez quelques gouttes sur un mouchoir et respirez à fond).

Mal des transports

Posez 1 goutte directement sous la langue. Renouvelez si nécessaire.

OU

Respirez directement le flacon ouvert (ou versez quelques gouttes sur un mouchoir et inhalez à fond). Efficace en 10 secondes !

Sevrage allaitement

Arrête la lactation, désengorge les seins, accélère la réapparition des règles

Mélangez 1 goutte d'HE de menthe poivrée, 1 goutte d'HE de lentisque pistachier, 1 goutte d'HE d'hélichryse italienne et 7 gouttes d'HV de calophylle.

Appliquez ce mélange sur les seins 2 à 3 fois par jour. Arrêtez totalement d'allaiter dès la première application.

Mauvaise haleine

Surtout si associée à des troubles digestifs.

Versez 1 goutte d'HE de menthe poivrée sur un comprimé neutre. Laissez fondre en bouche après chaque repas.

Moustiques

Diffusion atmosphérique

Pour les éloigner, déposez quelques gouttes sur votre oreiller et/ou diffusez dans l'atmosphère via un diffuseur. Associez la menthe poivrée au géranium rosat et à la citronnelle : remplissez un flacon à parts égales de ces 3 huiles essentielles et laissez diffuser le soir, à la tombée de la nuit.

Nez bouché

Posez 1 goutte pure sur la langue et déglutissez : les molécules aromatiques remonteront dans les sinus par voie rétronasale. À renouveler si nécessaire.

Vertiges

Inhalez l'HE de menthe poivrée, soit directement dans le flacon, soit en déposant quelques gouttes sur un mouchoir que vous respirez à fond.

Posez 1 goutte sur de la mie de pain et avalez 2 à 3 fois par jour.

Raideur musculaire

Mélangez 3 gouttes d'HE de menthe poivrée, 12 gouttes d'HE de genévrier et 1 cuillère à soupe de base pour bain.

Versez dans l'eau déjà coulée. Prenez 1 bain par jour dans une eau pas trop chaude (38 °C).

La rose de Damas

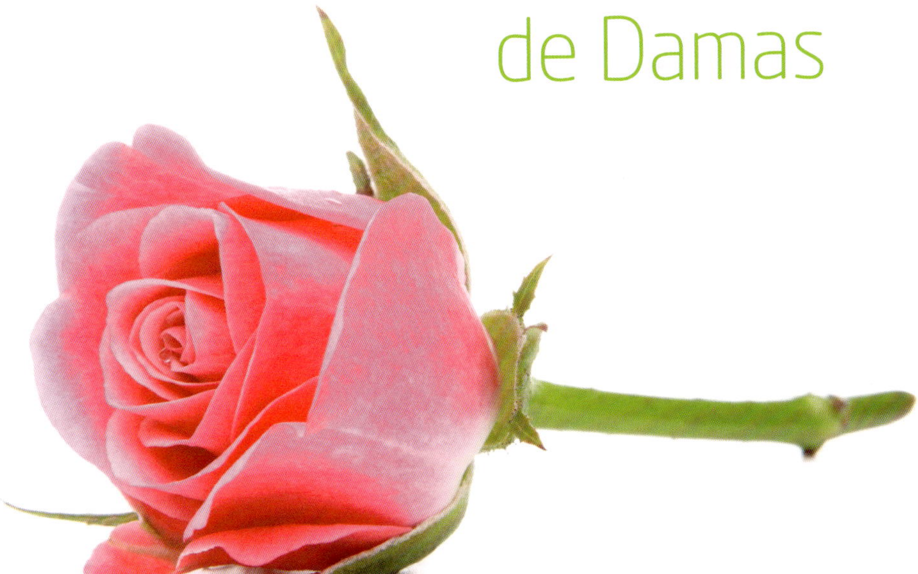

La rose de Damas

Rosa damascena • Partie distillée : fleurs

- Arbuste épineux à fleur double et de couleur rose (et non rouge, jaune, blanche…), fleurit en mai et juin. Famille des Rosacées.
- Les fleurs sont cueillies à la main, à l'aube, gorgées de rosée, avant que l'essence ne se volatilise trop.
- C'est, avec la Rosa centifolia, la fleur la plus odorante de toutes, merveille des merveilles, symbole de beauté, d'amour, de pureté.
- Embaume les vieux jardins (Bagatelle, roseraies…), symbolise la beauté parfaite.
- Pousse au Moyen-Orient, en Afrique du Nord, au Maroc, en Inde, en Russie, en Provence… Les deux plus grands producteurs sont la Turquie et la Bulgarie.

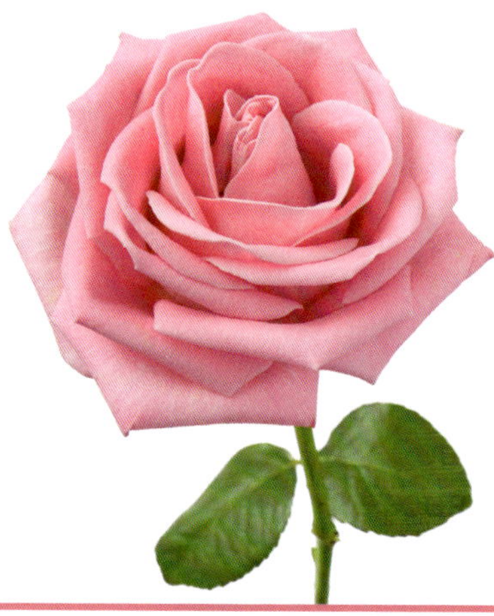

1. ÉQUILIBRANTE nerveuse et endocrinienne
2. STIMULE la libido
3. FÉMININE assiste la femme dans les périodes critiques de sa vie
4. EXPERTE cosméto

LA MEILLEURE ANTIRIDES
tonique, astringente, régénérante cutanée

ÉPANOUISSANTE
elle apaise et met de bonne humeur (par simple application sur la peau)

HARMONISANTE ÉMOTIONNELLE
en période de tristesse

PUISSANTE ACTIVITÉ PSYCHO-NEURO-ENDOCRINIENNE

UTILISATION

À RESPIRER

- Posez 1 goutte sur chaque poignet et respirez profondément.
- Posez 2 gouttes sur l'oreiller au coucher.
- Posez 2 gouttes sur un mouchoir à respirer.
- Versez 2 gouttes sur un pendentif (boule à buvard, petite cage avec coton imbibé) à porter toute la journée.
- Respirez à même le flacon ouvert.

À AVALER

- En cuisine : versez 1 cuillère à dessert d'hydrolat de rose dans une crème vanille, une infusion, une salade de fruits.

À APPLIQUER

- Posez 2 gouttes pures sur les plexus solaire, cardiaque, sacré, et sur les veines des poignets.
- Appliquez 1 goutte le matin derrière chaque oreille : c'est votre parfum pour la journée.
- Massage bébé : diluez 3 gouttes dans 1 cuillère à café d'HV d'amande douce, massez tout le corps du bébé.
- Massage aphrodisiaque, érotique : diluez 5 gouttes dans 1 cuillère à dessert d'huile de macadamia, massez tout le corps, ou seulement une partie si vous n'avez pas beaucoup de temps !

Hydrolat = eau distillée de rose

- Appliquez sur le corps en cas de démangeaisons généralisées ou pour apaiser (irritation, coup de soleil).
- Appliquez sur le cuir chevelu en cas d'eczéma ou de psoriasis.

Accouchement (préparation)

Dans un flacon de 5 ml, mélangez 2 gouttes d'HE de rose de Damas, 2 gouttes d'HE de laurier noble, 2 gouttes d'HE de néroli, 2 gouttes d'HE de camomille romaine, 2 gouttes de marjolaine, 2 gouttes de lavande officinale, puis remplissez jusqu'en haut d'HV de calophylle.

Pour aider à la relaxation, demandez à votre compagnon un massage appuyé avec quelques gouttes du mélange dans le bas du dos, mais aussi à tout autre endroit susceptible de vous soulager (chaque femme est différente), évitez seulement la région du ventre. Appliquez-en aussi sur la face interne des poignets et le plexus solaire.

Accouchement (pendant)

Dès le début du travail, demandez à votre partenaire (ou éventuellement à la sage-femme) exactement les mêmes massages qu'à la maison, avec quelques gouttes de la formule « Accouchement (préparation) » toutes les ½ heures jusqu'à la délivrance et là, vous pouvez appliquer la formule sur le ventre avec la plus grande douceur.

Dépression post-partum

Posez 1 goutte sur la face interne des poignets et respirez profondément chaque fois que le besoin s'en fait sentir.

Appliquez 1 goutte sur le plexus solaire 3 fois par jour jusqu'à amélioration des symptômes.

Choc émotionnel

Mélangez 1 goutte d'HE de rose de Damas, 1 goutte d'HE de camomille romaine, 1 goutte d'HE de menthe poivrée, 1 goutte d'HE de nard de l'Himalaya et 1 goutte d'HE de marjolaine.

Appliquez ces 5 gouttes en massages légers sur les plexus solaire, cardiaque et sacré ainsi que sur la face interne des poignets et respirez-les. Renouvelez 1 ou 2 fois jusqu'à retrouver votre équilibre.

Fertilité (favoriser)

Respirez à même le flacon, 3 à 4 fois par jour.

Appliquez 3 gouttes pures en massage sur le plexus solaire et le long de la colonne vertébrale, de l'homme comme de la femme. Le meilleur moment est le soir, pour une détente totale et des rapports sexuels harmonieux. Continuez plusieurs semaines si nécessaire.

Ménopause

Mélangez 1 goutte d'HE de rose de Damas et 2 gouttes d'HE de myrrhe amère.

Posez les huiles essentielles sur la face interne des poignets et respirez profondément en approchant vos mains de vos narines. Renouvelez plusieurs fois par jour.

LE COIN DE L'EXPERT

L'HE de rose de Damas est bactéricide, détruisant notamment le staphylocoque doré, on l'utilisera donc avec profit contre l'acné par exemple.

Faible libido (femme)

Respirez directement au flacon 2 fois par jour, pendant 10 jours.

Dans un flacon de 10 ml, mélangez 0,5 ml d'HE de rose de Damas, 1 ml d'HE d'ylang-ylang, 0,5 ml d'HE de néroli et 8 ml d'HV de noyau d'abricot.

Massez le bas de votre dos avec 10 gouttes de cette formule 2 fois par jour.

Huile raffermissante pour le corps

Dans un flacon de 100 ml, mélangez 0,5 ml d'HE de rose de Damas, 2 ml d'HE de bois de Hô, 2 ml d'HE de géranium rosat, 2 ml d'HE de romarin à verbénone, 50 ml d'HV d'argan et remplissez le flacon jusqu'en haut d'HV de rose musquée.

Appliquez-en sur tout le corps après la douche, massez en faisant pénétrer.

Sexe (obsession)

Posez 2 gouttes sur la face interne des poignets et inspirez profondément, ou respirez directement dans le flacon.

Appliquez 2 gouttes sur le plexus solaire plusieurs fois par jour.

Eczéma sec ou suintant

Mélangez ces trois hydrolats à parties égales dans un flacon de 100 ml : HA de rose, HA de lavande, HA de camomille.

Versez-en sur une compresse stérile et appliquez matin et soir sur les plaques, soit 2 fois par jour, pendant 20 jours ou plus. Cette formule convient aussi bien aux bébés qu'aux enfants ou aux adultes.

Visage : massage raffermissant

Dans un petit flacon de 5 ml, versez 10 gouttes d'HE de rose de Damas et 5 ml d'HV de rose musquée. Mélangez bien.

Versez un peu de ce mélange dans le creux de votre main, étalez-le sur tout votre visage et votre cou en évitant les paupières. Placez vos deux mains sous le menton et remontez-les lentement, la paume bien à plat, vers les joues en un massage léger. Placez ensuite vos mains au milieu de votre front et massez du centre vers les tempes. Avec la pulpe de vos pouces, lissez maintenant les sourcils en allant doucement du centre vers la périphérie du visage. Avec le plat des doigts, tapotez doucement vos joues du nez jusqu'aux oreilles. Pincez légèrement, entre le pouce et l'index, la peau le long de l'arête maxillaire, des oreilles jusqu'au milieu du menton.

Baume deux-en-un

Dans un pot en verre, mettez 5 cuillères à soupe de beurre de karité et 2 cuillères à soupe d'HV d'argan. Posez-le dans une casserole remplie d'eau et faites fondre au bain-marie à feu doux en remuant. Hors du feu, ajoutez lentement 5 gouttes d'HE de rose de Damas, 10 gouttes d'HE de lavande officinale et 5 gouttes d'essence de citron, sans cesser de remuer. Ce baume, qui se conserve 1 mois au réfrigérateur, fait aussi office d'un merveilleux masque pour les cheveux secs.

LE COIN DE L'EXPERT

Ne confondez pas l'huile essentielle de rose avec l'huile végétale de rose musquée, précieuse également. En revanche les deux vont très bien ensemble !

Sérum mille et une nuits

Dans un petit flacon avec bouchon, mélangez 6 gouttes d'HE de rose de Damas et 3 gouttes d'essence de citron dans 30 ml d'HV d'argan. Secouez énergiquement avant application, chaque soir sur un visage propre en massant doucement.

Conjonctivite

En bain d'yeux

Mélangez à parts égales HA de rose, HA de camomille et HA de bleuet.

Faites des « bains d'yeux » en versant ce mélange très doux directement dans l'œil ou à l'aide de compresses imbibées, si vous craignez de verser du liquide dans l'œil ouvert. Puis utilisez votre collyre antibiotique classique (si besoin).

Attention ne confondez pas ! Il s'agit d'hydrolats, et non d'huiles essentielles. On ne met jamais d'huiles essentielles dans l'œil !

Hammam facial à la rose

Faites chauffer de l'eau jusqu'à frémissements. Versez-la sans tarder dans un bol, ajoutez 4 gouttes d'HE de rose de Damas. Asseyez-vous confortablement à une table, le bol devant vous. Couvrez-vous la tête avec une serviette éponge, posez vos coudes sur la table, mettez vos mains sur vos tempes et enfermez-vous avec le bol aromatique sous cette tente pendant 5 minutes. Laissez travailler l'HE : portée par la vapeur, elle débouche les pores, les désincruste, entraîne les cellules mortes et les résidus de pollution, fait place nette et répare. Tamponnez votre visage et votre cou avec un mouchoir en papier de temps en temps.

LE COIN DE L'EXPERT

L'huile essentielle de rose s'utilise en soins palliatifs pour aider à mieux supporter le passage (lâcher prise).

Sérum contour des yeux

Dans un petit flacon en verre de 5 ml, versez 3 ml d'HV de rose musquée, 2 ml d'HV de calophylle, 2 goutte d'HE de rose de Damas. Secouez bien.
Appliquez 1 goutte du sérum sous chaque œil en massage très léger de l'intérieur vers l'extérieur soir et matin sur une peau bien nettoyée.
Ce sérum se conserve 3 mois à l'abri de la lumière.

Masque régénérant peaux matures

Mélangez 1 cuillère à café de beurre de karité, ½ cuillère à soupe d'HV de bourrache, et 4 gouttes d'HE de rose de Damas. Appliquez le masque en une couche épaisse sur votre visage en évitant le contour des yeux et les lèvres. Laissez poser 10 minutes puis rincez avec un coton imbibé d'HA de rose.

Lait démaquillant peaux matures

Dans un bol, versez 1 cuillère à soupe de crème fraîche liquide, 1 cuillère à soupe de miel d'acacia et 1 goutte d'HE de rose de Damas. Mélangez bien.
Appliquez sur votre visage avec un coton en évitant le contour des yeux. Rincez avec un « Tonique tout doux » (voir page suivante).

Attention :
ce lait démaquillant est conçu pour nettoyer le visage, pas pour démaquiller les yeux !

Masque à oxygène

Versez 3 gouttes d'HE de rose de Damas et 3 gouttes d'HE de menthe poivrée sur 50 g d'argile en pâte, mélangez bien. Humidifiez votre visage avec un coton imbibé d'HA de rose et appliquez la préparation en couche épaisse. Laissez poser 10 minutes, puis rincez à l'eau tiède.

Tonique tout doux

Dans un flacon-pompe de 10 cl, versez 2 cuillères à soupe d'HA de rose, 2 cuillères à soupe d'HA de lavande, 1 cuillère à soupe de vinaigre de cidre, 5 gouttes d'HE d'arbre à thé, 5 gouttes d'HE de palmarosa.
Secouez énergiquement avant chaque utilisation sur une peau parfaitement démaquillée.

Gommage peau neuve

Mixez finement 3 cuillères à soupe de flocons d'avoine, ajoutez 1 cuillère à soupe d'HV d'onagre, 2 gouttes d'HE de rose de Damas et 2 gouttes d'HE de bois de Hô.
Mélangez.
Prélevez un peu de mélange du bout des doigts et appliquez-le sur votre visage et votre cou en décrivant des petits cercles.
Recommencez jusqu'à épuisement de votre mélange puis rincez à l'eau de source ou à l'hydrolat de rose.

Coup de soleil

Sur grande surface.

Mélangez 10 ml d'HA de rose, 10 ml d'HA de camomille, 10 ml d'HA de menthe poivrée et 10 ml d'HA de lavande.

Imbibez une compresse de ce mélange très « frais » et laissez poser sur le coup de soleil.
Recommencez tous les ¼ d'heure jusqu'à un mieux-être total.

Peau grasse

Dans un flacon, mélangez à parts égales de l'HA de rose et de l'HA de sarriette.

Après la toilette, appliquez quelques gouttes de ce mélange sur le visage à l'aide d'un mouchoir jetable ou d'un coton.

Masque cheveux secs

Mélangez 3 gouttes d'HE de rose de Damas et 7 gouttes d'HE de bois de santal avec 10 cl d'HV de jojoba.

Appliquez sur cheveux secs à la racine, raie par raie. Versez le reste sur l'ensemble des cheveux, en massant pour bien faire pénétrer le mélange. Enveloppez votre tête dans du film plastique, nouez une serviette tiède par-dessus et laissez poser ¼ d'heure. Procédez ensuite à votre shampooing habituel et rincez abondamment. Renouvelez l'opération une fois par semaine.

Baume à lèvres floral

Faites fondre 3 cuillères à soupe de beurre de karité au bain-marie. Hors du feu, incorporez 2 gouttes d'HE de rose de Damas et 2 gouttes d'HE de lavande officinale. Remuez, laissez tiédir et versez dans un petit pot hermétique.

Eau de Cologne

Dans un flacon-spray d'une contenance de 125 ml, versez 15 ml d'HA de rose, 15 ml d'HA de fleurs d'oranger, 30 gouttes d'HE de lavande officinale, 15 gouttes d'essence de citron, 10 gouttes d'HE de romarin à cinéole, 35 gouttes d'HE de marjolaine et 25 gouttes d'HE de géranium. Complétez avec de l'alcool à 70° (en pharmacie, sans ordonnance). Remuez bien puis laissez reposer 15 jours à l'abri de la lumière.

LE COIN DE L'EXPERT

Ne confondez pas l'HE de rose de Damas avec l'huile de bois de rose qui n'a absolument rien à voir !

Les thyms

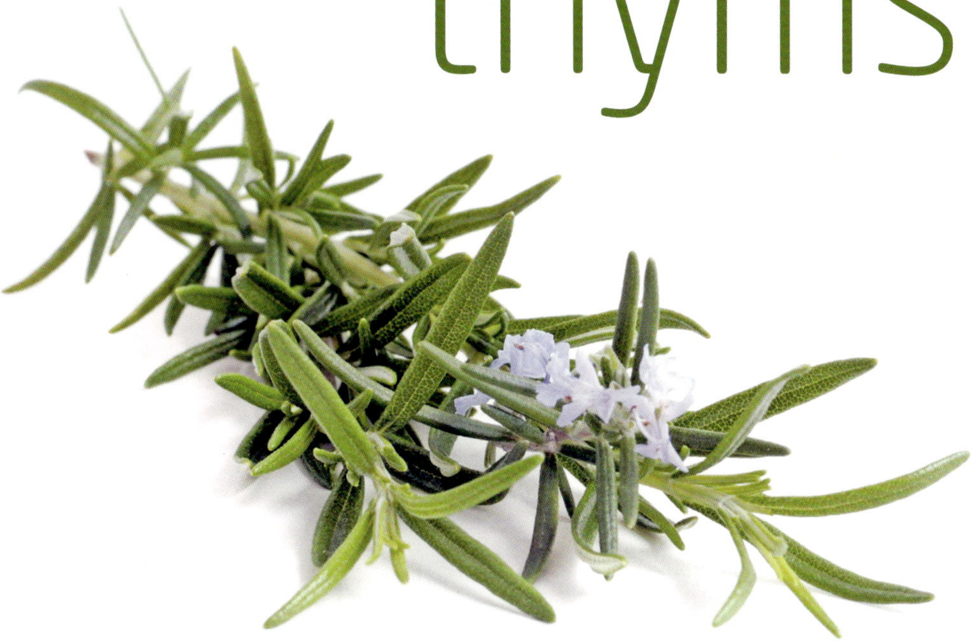

Les thyms

Thymus vulgaris / linaloliferum, geranioliferum, thymoliferum, thujanoliferum

• Partie distillée : feuilles

- Arbrisseaux odoriférants nains à tige carrée.
- Feuilles petites, quelques millimètres, petites fleurs roses en épis.
- Poussent dans les garrigues et maquis méditerranéens car ils ont besoin de chaleur et de soleil.
- Identiques en apparence, mais leur nature chimique varie selon l'endroit où ils poussent. Ils s'adaptent à leur habitat et développent différentes races (chémotypes).
- Multiples utilisations : culinaires, cosmétiques, médicinales.
- L'huile essentielle provient d'une double distillation des sommités fleuries. Parfum chaud, fin, légèrement piquant, citronné, épicé.

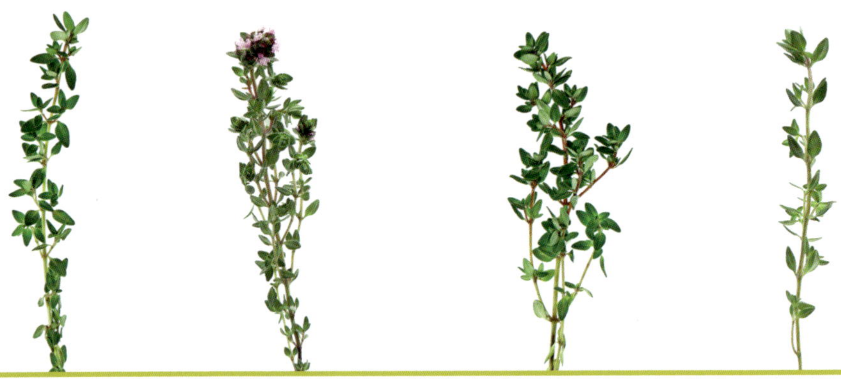

1

LINALOL (« thym doux ») : contre bronchite, soins de peau, parasites intestinaux

2

GÉRANIOL (parfum fleuri de rose) : spécial femme et enfant

3

THUJANOL (également très doux) : contre angine, bon pour le foie

4

THYMOL (« thym rouge ») : puissant antibactérien, réservé aux adultes et aux ados, voie orale exclusivement

ANTIBACTÉRIEN
DES VOIES RESPIRATOIRES,
DE L'INTESTIN, DES VOIES URINAIRES

ACCÉLÈRE LA CICATRISATION

IMMUNOSTIMULANT

STIMULANT NERVEUX :
ÉPUISEMENT, DIFFICULTÉS
DE CONCENTRATION

ANTI-PROBLÈMES FÉMININS
équilibrent les troubles des règles
et les mycoses vaginales

UTILISATION

À RESPIRER

- Tous sauf thymol.
- Diffusez 20 minutes, matin et soir en prévention. Diffusez 10 minutes toutes les heures en traitement.
- Faites des inhalations humides et des inhalations sèches (voir p. 25).

Meilleures associations :
ravintsara, eucalyptus radié.

À APPLIQUER

- Tous sauf thymol.
- Versez 2 gouttes dans 2 gouttes d'HV, appliquez localement pour les problèmes de peau.
- Versez 2 gouttes dans 2 gouttes d'HV (d'amande douce, macadamia) appliquez sur poitrine, gorge, autour des oreilles, front (troubles ORL), ventre (si spasmes intestinaux).
- 2 gouttes pures sur les reins (dynamisant).

À VERSER DANS LE BAIN

- Tous sauf thymol.
- Diluez 15 gouttes (adulte), 10 gouttes (enfant), 5 gouttes (bébé) dans 1 cuillère à soupe de base pour bain. Versez dans le bain déjà coulé à 38 °C. Restez-y 20 minutes, ne vous rincez pas.

Meilleures associations :
eucalyptus radié, bois de Hô.

À AVALER

- Posez 1 goutte dans ½ cuillère à café de miel, diluez le tout dans une tisane.
- Posez 1 goutte sur 1 sucre de canne.
- Posez 1 goutte sur 1 comprimé neutre (pour éviter sucre, calories/en pharmacie).
- Posez 1 goutte directement sous la langue (pénétration perlinguale, instantanée).

Angine

Appliquez 2 gouttes d'HE de thym à thujanol pures sur les ganglions au niveau du cou, 5 à 6 fois par jour.

Posez 2 gouttes d'HE de thym à thujanol sur un comprimé neutre et sucez 3 à 4 fois par jour pendant 2 jours.

Fièvres et douleurs

Ajoutez au traitement ci-dessus 1 goutte de thym à thujanol dans une infusion chaude de thym, légèrement sucrée au miel si vous le souhaitez, 4 fois par jour pendant 4 jours.

Formule + complète si nécessaire

Si vous disposez d'HE de menthe poivrée et d'arbre à thé, voici une formule facile à préparer, à utiliser, et très efficace.

Appliquez 1 goutte d'HE de thym à thujanol, 1 goutte d'HE de menthe poivrée et 1 goutte d'HE d'arbre à thé diluées dans 5 gouttes d'HV de noisette, localement sur les ganglions au niveau du cou, 4 fois par jour.

LE COIN DE L'EXPERT

Pour traiter toutes infections des voies respiratoires, intestinales, urinaires, la voie rectale est intéressante : il faudra alors faire préparer des suppositoires aroma à l'officine.

Bronchite (aiguë et chronique)

Mélangez 2 gouttes d'HE de thym à linalol, 1 goutte d'HE de ravintsara et 1 goutte d'HV de noisette.

Appliquez ce mélange sous la voûte plantaire, sur le thorax et le dos, 3 fois par jour pendant 10 jours ou plus selon évolution.

Demandez à votre pharmacien de préparer les suppositoires suivants :

HE *Thymus linaloliferum* (Bébé = 20 mg - Enfant = 30 mg Adulte = 60 mg)
HE *Eucalyptus radiata* (Bébé = 30 mg - Enfant = 40 mg Adulte = 80 mg)
HV calendula (Bébé = 20 mg - Enfant = 20 mg Adulte = 20 mg)

Introduisez 1 suppositoire 3 fois par jour pendant 2 jours, puis matin et soir pendant 7 à 10 jours.

Demandez à votre pharmacien de préparer le sirop suivant :

HE *Thymus linaloliferum* = 0,5 ml
HE *Eucalyptus radiata* = 0,5 ml
Excipient pour sirop = Qsp 100 ml

Donnez à l'enfant le sirop aux posologies suivantes :

2 ans :
2 cuillères à café par jour

3 ans :
3 cuillères à café par jour

4 ans et + :
4 cuillères à café par jour

Foie (congestion, cirrhose hépatique)

Sur 1 comprimé neutre, versez 1 goutte d'HE de thym à thujanol et 1 goutte d'essence de citron.

Laissez fondre en bouche avant les repas pendant 3 semaines. Arrêtez 1 semaine puis recommencez.

Gingivite, stomatite

Mélangez 1 ml d'HE de thym à thujanol (ou à linalol) et 1 ml d'HE de laurier noble.

Appliquez localement 2 à 3 gouttes du bout du doigt, 5 fois par jour pendant 2 ou 3 jours.

Grippe

Sur 1 comprimé neutre, posez 1 goutte d'HE de thym à thujanol et 1 goutte d'HE d'eucalyptus radié.

Laissez fondre en bouche 4 à 6 fois par jour.

Ou

Versez 1 goutte d'HE de thym (tous les thyms sont intéressants dans cette indication) dans un jus de citron frais (1 citron pressé) + de l'eau chaude. Sucrez au miel. Le principe du citron chaud à la montagne !

Ou

Versez 1 goutte d'HE de thym à thujanol et 1 goutte d'HE de ravintsara sur 1 cuillère à café de miel plongée dans 1 tasse de tisane de sauge ou de romarin.

Buvez ce breuvage bien chaud 4 à 5 fois par jour, pendant 2 à 3 jours.

Dans un flacon de 10 ml, mélangez 20 gouttes d'HE de thym à linalol, 20 gouttes d'HE d'eucalyptus radié, 10 gouttes d'HE de ravintsara et complétez d'HV d'arnica.

Massez la poitrine, la nuque, le haut du dos et les ailes du nez avec quelques gouttes de ce mélange.

Mélangez 5 ml d'HE de thym à thujanol (ou à linalol), 5 ml d'HE de ravintsara et 5 ml d'HE d'eucalyptus radié.

Diffusez quelques gouttes du mélange grâce à un diffuseur, 10 minutes toutes les 2 heures et/ou respirez les huiles essentielles sur un mouchoir 4 à 6 fois par jour.

Dans une baignoire d'eau chaude (39 °C), versez le mélange suivant : 5 gouttes d'HE de thym à linalol, 5 gouttes d'HE de bois de Hô, 5 gouttes d'HE de ravintsara et 1 cuillère à dessert de base pour bain.

Plongez-vous dans ce bain pour 20 minutes puis sortez sans vous rincer, enveloppez-vous dans une serviette chaude, séchez-vous et mettez-vous au lit, toujours bien au chaud.

Prévention

En cas d'épidémie de grippe

Diffusez dans les pièces à vivre (bureau, chambre…) 10 gouttes d'HE de thym à linalol ou à thujanol, 20 minutes matin et soir grâce à un diffuseur pour assainir l'air ambiant.

LE COIN DE L'EXPERT

Dans une dose de shampooing, 3 gouttes de thym à linalol ou à géraniol assainissent le cuir chevelu, luttent contre les pellicules et la chute de cheveux.

Infection bactérienne ou virale sévère

Adulte

Versez 1 goutte d'HE de thym à linalol et 1 goutte d'HE de cannelle de Chine sur 1 cuillère à café d'HV d'olive. Laissez fondre en bouche 3 fois par jour, avant les repas, pendant 7 à 10 jours.

Infection de la peau (bactérienne ou mycosique)

Mélangez 1 goutte d'HE de thym à linalol, 1 goutte d'HE de lavande officinale et 2 gouttes d'HV de calendula.

Appliquez ce mélange localement plusieurs fois par jour.

Laryngite

Adulte

Versez 1 goutte d'HE de thym à linalol et 1 goutte d'HE de niaouli sur 1 comprimé neutre. Laissez fondre en bouche 4 fois par jour, entre les repas, pendant 5 jours.

Otite

Appliquez 2 gouttes d'HE de thym à linalol et 2 gouttes d'HV de noisette autour de l'oreille et massez doucement 3 fois par jour pendant 1 semaine

Trachéite

Appliquez 2 gouttes d'HE de thym à linalol sur la gorge, 2 à 3 fois par jour.

Rhinopharyngite, rhume

Dans une tasse de tisane de romarin bien chaude (mais pas bouillante !), plongez 1 cuillère à café de miel sur laquelle vous aurez versé 1 goutte d'HE de thym à linalol et 1 goutte d'HE de ravintsara.

Buvez 3 fois par jour.

Diffusez de l'HE de thym à linalol dans l'air ambiant 1 heure le matin et 1 heure le soir, si possible à l'aide d'un diffuseur.

Dans un bol d'eau bouillante, versez 2 gouttes d'HE de thym à linalol, 2 gouttes d'HE de pin sylvestre et 2 gouttes d'HE de niaouli.

Procédez à 2 inhalations par jour. Ne sortez pas ensuite !

Toux

Adulte

Dans 1 tasse de tisane de romarin bien chaude (mais pas bouillante !), plongez 1 cuillère à café de miel sur laquelle vous aurez versé 1 goutte d'HE de thym à linalol et 1 goutte d'HE de cyprès de Provence.

Buvez 3 fois par jour.

LE COIN DE L'EXPERT

Le thym à linalol est particulièrement intéressant : il est à la fois hyper-puissant et hyper-doux (pour la peau, les muqueuses, sans risque de toxicité). Il est donc tout indiqué pour les enfants.

Vers intestinaux (oxyures, ascaris)

Appliquez 2 gouttes pures d'HE de thym à linalol sur le bas-ventre, matin et soir, 3 jours de suite.

+

Avalez 1 goutte d'HE de thym à linalol déposée sur un comprimé neutre matin et soir, en cures de 3 jours.

Demandez à votre pharmacien de préparer les suppositoires suivants :

	Bébé	Enfant	Bébé
HE *Thymus linaloliferum*	15 mg	20 mg	40 mg
HE *Rosmarinus cineoliferum*	10 mg	20 mg	30 mg
Ess *Citrus limonum*	15 mg	20 mg	30 mg
HE *Melaleuca alternifolia*	10 mg	15 mg	30 mg
HV calendula	20 mg	20 mg	20 mg

Introduisez 1 suppositoire matin et soir, 2 fois par mois – de préférence les 3 jours de pleine lune et de lune noire. Faites trois cures minimum, traitez toute la famille même si une seule personne est infestée.

Fatigue physique et psychique

Adulte

Sur 1 comprimé neutre, versez 1 goutte d'HE de thym à thymol.

Laissez fondre en bouche 3 fois par jour pendant 2 semaines.

Candidose cutanée

Appliquez 1 goutte d'HE de thym à linalol, 1 goutte d'HE de laurier noble, 1 goutte d'HE de géranium rosat et 10 gouttes d'HV de noyau d'abricot localement 2 à 3 fois par jour pendant 2 à 3 semaines.

Si la mycose siège sous l'ongle (candidose unguéale) appliquez le même mélange que pour la peau mais pur (sans HV), sur et sous l'ongle, à l'aide d'un bâton de buis.

LE COIN DE L'EXPERT

Sur le plan nerveux, comportemental, le thym à linalol est antidépresseur et augmente la résistance au stress.

Cheveux ternes et cassants

(tous les thyms sont intéressants dans cette indication)

Tonique capillaire (anti-chute de cheveux)

Mélangez 3 gouttes d'HE de thym, 3 gouttes d'HE de romarin à cinéole, 2 gouttes d'HE d'ylang-ylang et 10 ml d'HV d'olive.

Appliquez ce masque avant le shampooing et laissez agir 15 minutes.

Shampooing

Versez 2 gouttes d'HE de thym directement dans la « dose » de votre shampooing habituel.

+ Rinçage

Mélangez 3 gouttes d'HE de thym et 2 cuillères à soupe de vinaigre de cidre.

Versez cette mini-préparation dans 1 litre d'eau chaude et rincez vos cheveux avec.

ANNEXES

À chaque problème sa solution aroma !

BEAUTÉ VISAGE ET CHEVEUX

Acné : arbre à thé, lavande aspic
Antioxydant, anti-âge : bois de Hô, rose de Damas
Chirurgie esthétique : hélichryse italienne, menthe poivrée
Contour des yeux, poches, cernes : hélichryse italienne, géranium rosat
Coup d'éclat (je veux rayonner ce soir !) : rose de Damas, carotte cultivée
Couperose : hélichryse italienne, camomille romaine
Exposition au soleil (protection) : carotte, arbre à thé
Peau desquamante : romarin à camphre (gommage), camomille noble
Peau grasse : romarin à camphre, eucalyptus mentholé
Peau sèche : lavande officinale, bois de Hô
Peau terne, dévitalisée : marjolaine des jardins, ciste ladanifère
Points noirs : eucalyptus citronné, petit grain bigaradier
Rides, ridules : ciste ladanifère, sauge sclarée
Taches de vieillesse : livèche, céleri
Blanchiment des dents et hygiène dentaire : arbre à thé, citron, menthe des champs
Cheveux fragiles, qui se cassent, en fourche : myrte vert, bois de Hô
Cheveux gras : cèdre de l'Atlas, citron
Cheveux secs, fins : géranium rosat, bois de Hô
Cheveux ternes, mous, dévitalisés : ylang-ylang, romarin à camphre
Chute de cheveux liée à une hypothyroïdie : myrte vert, giroflier
Chute de cheveux liée au stress : petit grain bigaradier, lentisque pistachier
Chute de cheveux réactionnelle (après grossesse, maladie) : romarin à camphre, thym à linalol
Donner des reflets dorés aux cheveux blonds : matricaire
Lèvres sèches, gercées : ciste ladanifère, lavande aspic
Pellicules : cèdre de l'Atlas, palmarosa, géranium rosat

BEAUTÉ CORPS

Bourrelets : hélichryse italienne, sauges
Cellulite, peau d'orange : genévrier commun, pamplemousse, cèdre de l'Atlas
Culotte de cheval : cèdre de l'Atlas, genévrier
Déodorant aisselles : palmarosa, géranium rosat
Gommage du corps : eucalyptus mentholé, romarin à verbénone
Lait corporel raffermissant : rose de Damas, bois de Hô
Peau irritée après épilation : eucalyptus citronné, menthe des champs
Seins qui tombent : ciste ladanifère, myrte vert
Varicosités : lentisque pistachier, hélichryse italienne
Ventre plat : géranium rosat, cèdre de l'Atlas

Vergetures : ciste ladanifère, lavande aspic, géranium rosat
Déodorant pieds : menthe poivrée, palmarosa
Ongles cassants, qui se dédoublent : citron
Peau sèche mains et pieds : citron, géranium rosat
Pieds craquelés, callosités : eucalyptus citronné, épinette noire
Taches sur les mains : livèche, citron

BÉBÉS (3 MOIS À 30 MOIS)

Bronchiolite : hysope couchée, ravintsara, inule odorante
Coliques : camomille romaine, estragon
Croûtes de lait : géranium rosat, bois de Hô
Équilibre, calme : vanille, lavande officinale
Fesses irritées : lavande officinale, bois de Hô, géranium rosat
Poussée dentaire : camomille romaine
Troubles du sommeil : petit grain bigaradier, lavande officinale

DOULEURS

« Elbows » (tennis, golf…) : gaulthérie couchée, romarin à camphre
Carie ou infection (rougeur, gonflement), abcès : giroflier, laurier noble
Cheville tordue, « entorse » : hélichryse italienne
Choc : hélichryse italienne
Chute : hélichryse italienne
Chutes en tout genre (ski, vélo, cheval…) : romarin à camphre, laurier noble, hélichryse italienne (antibleu), arbre à thé (plaie)
Colique hépatique : menthe poivrée, mélisse
Colique néphrétique : estragon, camomille romaine
Colonne vertébrale : gaulthérie couchée
Contractures, fatigue musculaire (après sport, déménagement…) : romarin à camphre, eucalyptus citronné
Coup avec plaie : arbre à thé
Courbature : romarin à camphre
Crampes : eucalyptus citronné
Doigt coincé : hélichryse italienne
Douleur dentaire : giroflier (en attendant la consultation)
Douleurs de croissance enfants : eucalyptus citronné, romarin à camphre
Gingivite, aphte : menthe poivrée, laurier noble
Goutte : genévrier, gaulthérie couchée
Lumbago : gaulthérie couchée, laurier noble
Mal aux genoux, coudes, chevilles, poignets : gaulthérie couchée
Mal de tête, migraine : menthe poivrée, gaulthérie couchée

Névralgie faciale : camomille romaine, menthe poivrée
Sciatique : gaulthérie couchée, genévrier
Tendinite : eucalyptus citronné, gaulthérie couchée
Torticolis : gaulthérie couchée, romarin à camphre
Zona : niaouli, ravintsara, menthe poivrée

ENFANTS (+ DE 30 MOIS)
Agitation, insomnie, nervosité, hyperactivité : lavande officinale, mandarine
Agressivité : rose de Damas, néroli
Angoisse, anxiété : camomille romaine
Cauchemar : camomille romaine, petit grain bigaradier
Déprime : verveine citronnée, litsée citronnée
Mal au ventre (stress, interro demain) : mandarine
Peur du dentiste, de l'école, etc. : camomille romaine
Pipi au lit : cyprès de Provence, mandarine
Ampoule, morsure, piqûre : lavande aspic
Blessure, coupure, petite plaie : lavande officinale, arbre à thé
Bleu, doigt coincé : hélichryse italienne
Brûlure, coup de soleil : lavande aspic, lavande officinale
Écharde : arbre à thé
Impétigo : géranium rosat, arbre à thé
Maux de dents : laurier noble, camomille romaine
Maux de tête : camomille romaine, menthe poivrée (1 goutte localement)
Maux de ventre nerveux : camomille romaine, petit grain bigaradier, mandarine
Saignement de nez : géranium rosat, ciste ladanifère
« J'ai pas faim » : camomille romaine
Angine : thym à thujanol, arbre à thé
Bronchite : eucalyptus radié, thym à linalol
Constipation : gingembre
Coqueluche : cyprès de Provence, ravintsara
Diarrhée : hydrolat de cannelle ou/et de sarriette
Hoquet : estragon
Maux de ventre (gastro-entérite…) : bois de Hô, estragon, laurier noble
Otite : eucalyptus radié, niaouli
Renforcer les défenses immunitaires – en cas d'épidémies ou quand l'enfant aligne les infections les unes après les autres : ravintsara, bois de Hô
Rhino-pharyngite : eucalyptus radié, bois de Hô
Rhume, nez qui coule, nez bouché : eucalyptus radié, ravintsara
Vers (oxyures, ascaris) : camomille romaine, arbre à thé
Vomissements, nausées, mal des transports : citron, gingembre
Eczéma, psoriasis : camomille romaine, géranium rosat
Impétigo : arbre à thé, géranium rosat

Maladies éruptives infantiles : ravintsara, camomille romaine
Poux : lavandin super

GROSSESSE

Aide à la fertilité : rose de Damas
Angoisse, insomnie, stress : petit grain bigaradier, ylang-ylang, lavande officinale
Ballonnements, mauvaise digestion : citron, gingembre
Candidose vaginale : thym à linalol, arbre à thé
Constipation : gingembre
Hémorroïdes : lentisque pistachier
Hypertension : ylang-ylang, lavande officinale
Jambes lourdes : lentisque pistachier, hélichryse italienne
Mal de dos : gaulthérie couchée, eucalyptus citronné
Mal des transports : citron, gingembre
Masque de grossesse : céleri, citron
Nausées du premier trimestre : citron, gingembre
Reflux : citron
Rhume des foins : camomille romaine
Rhume, grippe : ravintsara et eucalyptus radié (tout problème respiratoire type infection)
Aide à l'accouchement : sauge sclarée, ylang-ylang, hélichryse italienne
Épisiotomie (cicatrisation, après) : arbre à thé, lavande aspic
Péridurale (peur) : camomille romaine
Baby blues, mummy blues : verveine citronnée, bergamote
Congestion mammaire, seins douloureux : ciste, camomille romaine
Crevasse, abcès : lavande aspic, ciste
Dépression importante : rose de Damas, néroli
Pour plus de lait : fenouil doux, badiane, sauge sclarée
Sevrage : romarin à camphre, menthe poivrée

MINCEUR ET DÉTOX

« Gros bras » : hélichryse italienne, lentisque pistachier
À la ménopause : sauge sclarée
Après la grossesse : citron, livèche
Avant sport : cèdre, genévrier
Cellulite : genévrier commun, pamplemousse, cèdre de l'Atlas
Colère : mandarine, camomille romaine
Constipation : gingembre
Déprime : verveine citronnée, litsée citronnée
Douche : pamplemousse
Excès d'appétit : cannelle de Ceylan, giroflier

Excès de stress : mandarine, lavande officinale
Foie engorgé (nausées, abus…) : menthe poivrée, livèche, romarin à verbénone, citron
Hypothyroïdie : giroflier, myrte vert
Jambes gonflées, « en poteau » : fenouil doux, genévrier
Œdèmes liés au syndrome prémenstruel (doigts, ventre, sensation de baudruche) : genévrier, sauge sclarée
Œdèmes, pieds, chevilles : cyprès de Provence, hélichryse italienne
Prédiabète : géranium bourbon
Thermos journée : cannelle de Ceylan, giroflier, citron
Tox, « intoxination générale » (sensation d'être gras, englué, bouffi) : citron, romarin à verbénone
Traitement qui « fait grossir » : citron, romarin à verbénone, livèche

PEAU

Blessure infectée : arbre à thé
Blessure non infectée : lavande officinale
Blessure qui saigne : ciste ladanifère, géranium rosat
Bouton de fièvre : niaouli, ravintsara
Démangeaisons « sans raison » : géranium rosat
Démangeaisons allergiques : camomille romaine
Démangeaisons anales : camomille romaine, lavande officinale
Démangeaisons entre les doigts, les orteils : arbre à thé, palmarosa, géranium rosat
Eczéma sec : lavande officinale, géranium rosat
Eczéma suintant : géranium rosat, bois de Hô
Furoncle : arbre à thé
Herpès : ravintsara, lavande aspic
Moustique ou autre insecte : lavande aspic
Mycose unguéale : arbre à thé
Ongle incarné : arbre à thé
Pied d'athlète : arbre à thé, lemongrass
Radiothérapie : niaouli, arbre à thé
Rougeole, varicelle… : bois de Hô, ravintsara

SENIORS

Convalescence, retour à la maison après une hospitalisation : gingembre, thym à thymol
Épuisement total (« au bout du rouleau ») : épinette noire, encens
Fatigue intellectuelle (sort sans ses clés, en chaussons, se désintéresse…) : romarin à verbénone, laurier noble
Fatigue physique : citron, cannelle de Ceylan
Syncope, évanouissement : menthe poivrée, romarin à camphre

Trous de mémoire : basilic exotique, romarin à verbénone
Baisse de libido (femme) : sauge sclarée, rose de Damas
Dépression : litsée citronnée, verveine citronnée
Impatience, nervosité : mandarine, camomille romaine
Impuissance : ylang-ylang, gingembre
Troubles du sommeil : camomille romaine, lavande officinale
Aphte, gingivite, abcès dentaire : laurier noble, giroflier
Arthrite, arthrose, rhumatismes : laurier noble, gaulthérie couchée, gingembre
Athérosclérose (« artères qui se bouchent ») : citron, romarin à verbénone
Bleus, ecchymoses : hélichryse italienne, géranium rosat
Brûlures d'estomac : menthe poivrée, camomille romaine
Chute de cheveux : romarin à camphre, thym à géraniol
Constipation : gingembre
Crampes musculaires nocturnes : eucalyptus citronné, niaouli
Démangeaisons généralisées : géranium rosat, camomille romaine
Diarrhée : sarriette des montagnes
Digestion lente : menthe poivrée, gingembre
Douleurs et faiblesse musculaires : romarin à camphre, gingembre
Foie engorgé (mauvaise élimination, nombreux médicaments…) : citron, menthe poivrée
Goutte : genévrier commun, gaulthérie couchée
Hypertension : ylang-ylang, lavande officinale
Hypotension : menthe poivrée, cannelle de Ceylan
Jambes sans repos (impatiences) : lavandin super, menthe poivrée, gingembre
Mal de dos, lumbago, sciatique : gaulthérie couchée, laurier noble
Maladie de Raynaud : hélichryse italienne, niaouli
Mauvaise haleine : menthe poivrée, carvi
Névralgie, maux de tête : camomille romaine, menthe poivrée
Œdèmes cheville : genévrier commun, cyprès de Provence
Réguler le rythme : ylang-ylang, marjolaine des jardins
Renforcer le muscle cardiaque : romarin à camphre
RGO : estragon, lentisque pistachier
Rides : ciste ladanifère, rose de Damas
Taches brunes : céleri, livèche, citron
Tendinite : gaulthérie couchée, romarin à camphre
Varices, phlébite : cyprès de Provence, hélichryse italienne

STRESS

Agressivité : lavande officinale, orange douce, camomille romaine, néroli
Angoisse : petit grain bigaradier, camomille romaine
Boule dans la gorge : marjolaine des jardins
Caprices : camomille romaine
Cauchemars : camomille romaine

Concentration : basilic exotique
Dépression : verveine odorante, litsée citronnée
Fatigue nerveuse : camomille romaine, ylang-ylang
Fatigue psychique : basilic exotique
Irritabilité : mandarine, lavande officinale
Manque de confiance en soi : laurier noble
Nervosité : mandarine, orange douce
Peur des autres : laurier noble, romarin à verbénone
Phobie scolaire, des transports, etc. : camomille romaine
Réveils nocturnes : petit grain bigaradier
Susceptibilité : camomille romaine
Timidité, difficulté à s'imposer : laurier noble
Trac : mandarine
Troubles de l'endormissement : lavande officinale, ylang-ylang, camomille romaine

TROUBLES DIGESTIFS

Ballonnements : gingembre, estragon
Colite, côlon irritable : camomille romaine, basilic exotique
Constipation : gingembre
Diarrhée infectieuse : sarriette des montagnes, cannelle de Ceylan
Diarrhée nerveuse : petit grain bigaradier, mandarine
Digestion difficile : menthe poivrée
Foie fatigué, lendemains de fête : citron, menthe poivrée
Gastro-entérite infectieuse (parasite lors d'un voyage) : cannelle de Ceylan
Gastro-entérite virale (épidémie de gastro) : ravintsara
Hoquet : estragon
Mal à l'estomac, brûlures gastriques : camomille romaine
Mauvaise haleine : menthe poivrée, carvi
Reflux gastrique : lentisque pistachier
Spasmes digestifs : basilic exotique, estragon

TROUBLES GYNÉCO-URINAIRES

Coliques néphrétiques : basilic exotique, khella
Cystite, urétrite : sarriette des montagnes, santal jaune
Fausse cystite : estragon, petit grain bigaradier
Fibrome utérin : ciste ladanifère, hélichryse italienne
Herpès vaginal : niaouli, arbre à thé
Incontinence urinaire : cyprès de Provence
Insuffisance rénale : genévrier commun, santal jaune
Kyste au sein : camomille romaine, sapin baumier, épinette noire, cèdre

Mycose vaginale (candidose) : arbre à thé, palmarosa
Papillomavirus : eucalyptus à cryptone, cannelle de Ceylan feuilles
Pertes blanches (leucorrhée) : lavande aspic, myrrhe
Prostate (adénome) : lentisque pistachier, cyprès de Provence
Prostatite : cyprès de Provence, camomille romaine, lentisque pistachier
Règles douloureuses et trop abondantes (hors endométriose) : cyprès de Provence, géranium rosat, basilic exotique
Règles douloureuses, endométriose, règles absentes ou perturbées : estragon, sauge sclarée, cyprès de Provence
Rétention d'eau (insuffisance d'élimination) : genévrier commun, fenouil doux
Syndrome prémenstruel : sauge sclarée, camomille romaine

TROUBLES RESPIRATOIRES

Angine : thym à thujanol, origan compact
Asthme : khella
Bouchon de cérumen : citron
Bourdonnements d'oreilles : basilic exotique, hélichryse italienne
Bronchite : arbre à thé, thym à linalol, origan compact
Gorge irritée : thym à thujanol
Grippe (prévention) : ravintsara
Grippe (traitement) : ravintsara, eucalyptus radié, laurier noble
Nez bouché : eucalyptus radié, menthe poivrée
Nez qui coule (rhinite allergique) : eucalyptus radié, estragon
Nez qui coule (rhume) : ravintsara, eucalyptus radié
Otite aiguë : arbre à thé, camomille romaine, niaouli
Otite séreuse : hélichryse italienne, eucalyptus radié
Sinusite : niaouli
Toux grasse : eucalyptus radié, eucalyptus globuleux, myrte vert, thym à linalol
Toux sèche : cyprès de Provence

VACANCES

Bosse, bleu : hélichryse italienne
Brûlure, coup de soleil : lavande aspic
Cheville tordue, « entorse » : hélichryse italienne, gaulthérie couchée
Circulation (jambes lourdes) : cyprès de Provence, lentisque pistachier, hélichryse italienne
Circulation sanguine – prévention si avion trajet long courrier : cyprès de Provence, lentisque pistachier, hélichryse italienne
Coup de chaleur, insolation : lavande officinale, menthe poivrée
Coup de froid : cannelle, gingembre
Décalage horaire : lavande officinale, orange douce

Élongations musculaires : hélichryse italienne, gaulthérie
Hypothermie (bain trop prolongé) : cannelle de Ceylan, thym à thymol
Infections (toutes) : origan compact (prévention, traitement)
Mal de dents : giroflier
Mal des transports : menthe poivrée (adultes et grands enfants), gingembre, citron
Phobie de l'avion : camomille romaine, marjolaine des jardins
Pieds échauffés (rando) : menthe poivrée, hélichryse italienne
Piqûre, morsure : lavande aspic
Plaie : arbre à thé, ciste ladanifère, lavande officinale
Prévention moustiques : citronnelle, géranium rosat
Tachycardie (escalade, altitude ou chaleur mal supportée) : ylang-ylang, lavande officinale
Tous bobos : lavande officinale, arbre à thé
Troubles du sommeil : camomille romaine, lavande officinale
Turista : cannelle de Ceylan, origan compact, sarriette des montagnes

Les solutions aroma
à tous vos problèmes de santé en un clin d'œil :
flashez et découvrez les GPS aroma visuels.

http://blog.editionsleduc.com/initiation-he.html

Index des huiles essentielles

De A à Z, les huiles essentielles les plus courantes,leurs voies d'utilisation préférentielles et les précautions d'emploi : flashez ici.

http://blog.editionsleduc.com/initiation-he.html

Index des maux

TÉLÉCHARGEZ :

- des recettes de cuisine aux huiles essentielles ;
- des recettes et des astuces à l'huile essentielle de lavande pour votre intérieur ;
- le tableau des voies d'application préférentielles des huiles essentielles ;
- le langage secret des huiles essentielles ;
- les GPS aroma pour choisir ses huiles essentielles.

Rendez-vous vite sur la page :

http://blog.editionsleduc.com/initiation-he.html

ou scannez ce code

Pour scanner le QR code avec votre téléphone ou votre tablette, téléchargez sur votre magasin d'applications mobiles (App Store, Android market, etc.) une application permettant de lire les QR codes. Lancez l'application et visez le QR code avec l'appareil photo de votre téléphone mobile. L'application reconnaît automatiquement le QR code et vous permet de voir son contenu sur votre écran.

Vous pouvez également accéder au contenu via le lien indiqué, il vous suffira pour cela de taper ce lien directement dans la barre de recherche de votre navigateur Internet.

Achevé d'imprimer
par GraphyCems
Dépôt légal : août 2017

Imprimé en Espagne